140字の歯科臨床

タカシのツイッター
TAKASHI on TWITTER

井上 孝

デンタルダイヤモンド社

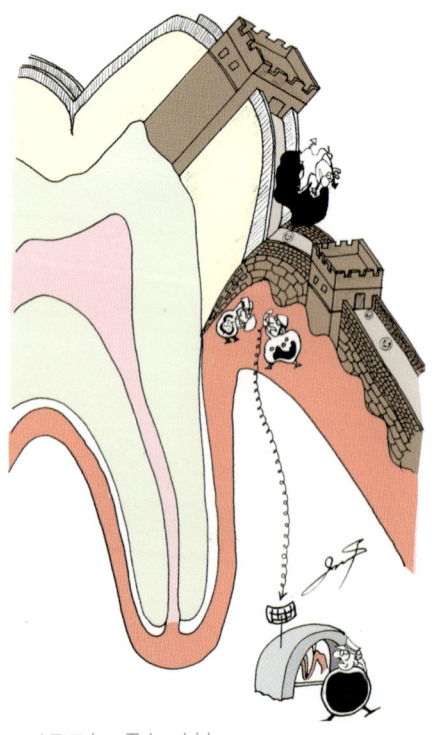

イラスト　Takashi Inoue

ガラパゴス人間

　毎日遅くまで真っ黒になりながら外で遊んでいた子供の頃、コンピュータやスマートフォンができるなど思いもしなかった。今は、自分の家にいてインターネットで本も読めれば、買い物もできるようになった。時速500kmのリニアモーターカーが走り、宇宙旅行も夢ではなくなった。科学界ではiPS細胞ができ、平均寿命は100歳を超えるかもしれない。こんな時代に飽き足らず、もちろん科学は進歩を続けることであろう。その一方で、書物を読む若者は激減し、むかし聞いたこともない「ストレス」なるものが、心身症をはじめ多くの現代病を生んだ。若者は1人でつぶやき、友達とはラインで話す。相手の目をみながら話すこともなくなってしまうかもしれない。プロポーズもデジタルで行うようになるのだろうか。

　子供は仲間と土にまみれ、学生は図書館で調べ物をし、研究者は酒を飲みながら討論し、激論し一喜一憂する。読書の秋などという言葉が懐かしい。そんな時代に戻ることはないだろう。

　今回、いまだにガラパゴス携帯をこよなく愛し、電話とメール機能しか使ったことのない還暦を迎えた私が、文章と写真を用いてツイッターを試みた。140文字という制約の中で、自分の思いを伝え、現在の社会に「もう沢山だ」という意味を踏まえて、つぶやいてみた。

2013年12月　井上　孝

tweet

	はじめに
001	歯科の思いこみ
002	悪いのはお前
003	病理医の感性？
004	お年寄りの誤解
005	被覆と歯周病
006	歯根膜と歯周靱帯
007	C病名
008	P病名
009	精神的ダイエット
010	露天商がくれた喜び
011	筋トレ
012	ブリッジ
013	加齢と老化
014	こうそく
015	治安
016	教員の楽しみ
017	マニア
018	一寸遅いかも
019	ぴったり根充
020	愛より強いもの
021	出来ないことはない
022	アキレス腱切断による挫折

Contents I

023	当たり前	047	サクランボにも勝てない
024	好きなもの	048	どっちが高い
025	ニキビ	049	花のつぼみ
026	イジメ	050	袋茸？
027	本末転倒	051	精度
028	傷害罪	052	できそこない
029	避けられない人生	053	こう言えばいい？
030	避けられない遺伝	054	なんでもいい……
031	多飲酒後客乗車扉指挟	055	マクドナルド
032	本当の原因	056	味覚検査
033	舌下錠	057	病気1
034	小枝	058	病気2
035	粘膜と歯の帽子	059	病気3
036	健康上の理由	060	病気4
037	白は何色か？	061	病気5
038	慣れ	062	病気6
039	医療面接	063	病気7
040	愛は地球を救う	064	病気8
041	数害あって数利あり	065	病気9
042	悩むのは人間だけではない	066	The dentist is ……
043	矯正	067	俺が若いころは……
044	誰の責任？	068	見たかった……
045	パンダ	069	Show and tell
046	知られざる日本人	070	意外な名所

2 Contents

071	え、治るんだ……
072	棘
073	マイルドコントロール？
074	見えない生体の反応
075	スプーンネイル
076	なんでこんなところに……
077	情熱大陸
078	何故だろう
079	再生しない組織
080	縫えない傷
081	釘は異物
082	万里の長城と治安
083	わかっているのに止められない
084	人のせい
085	ゴミの中に薬を入れるのは……
086	研究者のペット……
087	ありえない……
088	病態の原因
089	歯根嚢胞の内部は外部
090	治るはずない１
091	治るはずない２
092	凱旋帰国
093	簡単な医療理論
094	難しい医療理論

Contents 3

095	食事の味がおかしい	119	もっと弱い訳
096	生体の治安部隊1	120	邪魔者？
097	生体の治安部隊2	121	インプラントの功？
098	うまそうな病気	122	酔っ払いの功？
099	自分の責任	123	金属の値段？
100	管理と清掃……	124	内因、とくに人種素因
101	陽気な人種	125	大震災1
102	そんなもんでいいの？	126	大震災2
103	養生……	127	iPS
104	何て説明すれば……	128	若いって素晴らしい
105	自己でない理由……	129	生体の潜在能力
106	総義歯で噛めないわけ……	130	何故わかる？
107	夢の問診……	131	動かない訳がない？
108	新技術に……	132	論文審査の舞台裏
109	粗面の力？	133	どうして？
110	出て当然？	134	井戸端会議
111	汚い釘	135	細菌でもいい？
112	中東の石油井戸	136	カッコイイ
113	忙しい理由	137	カイメンキンカン
114	違和感のない外国人	138	鍾乳洞
115	菌血症？	139	仲間
116	同じ病態	140	何でもする
117	第X次大戦？		
118	弱い訳		

ブックデザイン：columbus/okamoto

4 Contents

tweet
001

歯科の思いこみ

上皮は連続していてその機能を果たす。上皮の名前が変わるところは、その連続性が弱く炎症を起こしやすい。子宮内膜（腺上皮）と扁平上皮（子宮頸部）、胃（腺上皮）と食道（扁平上皮）、エナメル質（硬組織）と歯肉（扁平上皮）などである。病態は体全体で考え、歯科特有ということはまずあり得ない。

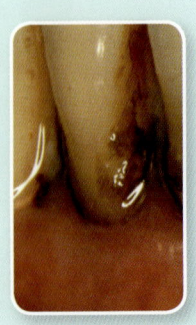

タカシのツイッター

tweet
002

悪いのはお前

金属アレルギーの原因とされる悪者の金属。でも、歯科では必要不可欠の金属。その原因を考えれば、免疫系統に異常をもたらす昨今の清潔感漂う社会に責任があると思う。床に落ちたものは拾って、虫が食った野菜を食べ、泥んこ遊びをして、青鼻を袖で拭った私には、今のところアレルギーはない。

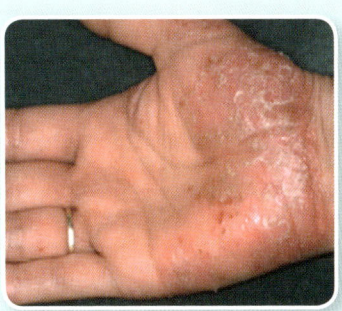 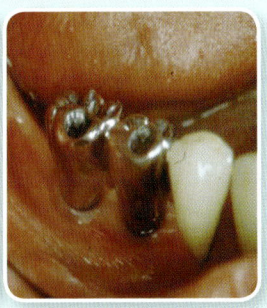

病理医の感性？

細胞には核と細胞質がある。しかし、病理像は様々な芸術を見せてくれる。それは、ミカンを様々な方向に切って見ているのと同じだから。

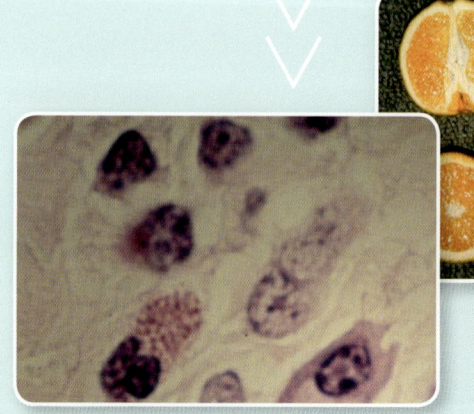

tweet
004

お年寄りの誤解

口腔内に現れる赤と白の粘膜病変は、悪性のことが多い。赤と白はめでたい催事に使われると思っているお年寄りには、本当のことを早く教えておいたほうがいい。

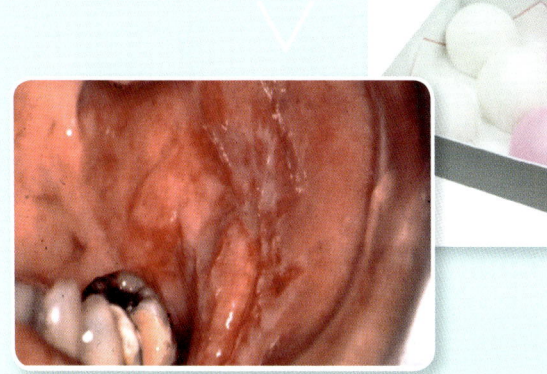

TAKASHI on TWITTER 4

tweet
005

被覆と歯周病

被覆上皮は、その連続性から外敵の侵入を防ぐことができる。もし、被覆上皮が失われると、潰瘍と呼ばれ細菌の侵入門戸となる。エナメル質と付着上皮も強固な連続性をもつが、硬組織と軟組織という結合様式が弱点となり、その結果、歯周病が起こる。つまり、歯周病は潰瘍なのである。

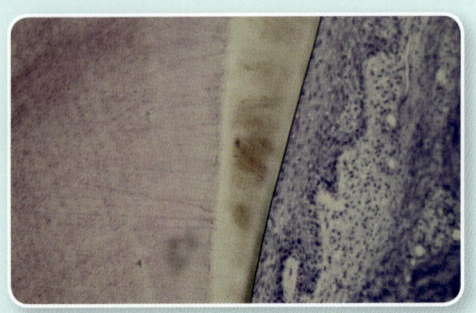

tweet
006

歯根膜と歯周靭帯

日本語では歯根膜 (Periodontal Membrane)、英語ではPeriodontal Ligament (歯周靭帯) といい、恒常性の維持力と再生力、さらに感覚機構を備え、歯牙を歯槽骨に懸垂する役目をもつ。これらの機能を考えると、歯根膜靭帯 (Periodontal Ligament Membrane) が正しい。

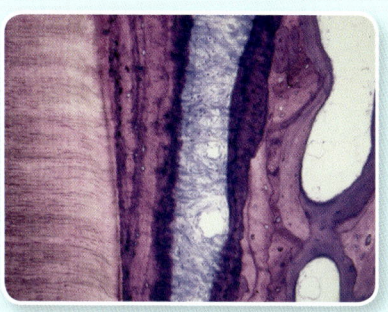

C病名

う蝕（Caries）は病名ではない。そもそも、エナメル質も象牙質もエナメル芽細胞と象牙芽細胞が作ったウンコが石灰化したものである。病名とは、細胞組織に付けられるもので、う蝕は病理的に診断できないものである。だから、う蝕はウンコが感染して腐ったものである。

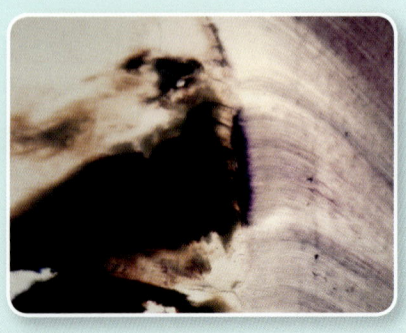

tweet
008

P病名

歯周病（Periodontal Disease）は病名ではない。付着上皮とエナメル質の連続性が途切れた結果、結合組織に起こった細菌感染なのだから、歯周組織炎でなくてはいけない。しかも、その診断に、プローブをさして深いか否か……では、医科に馬鹿にされても仕方がない。

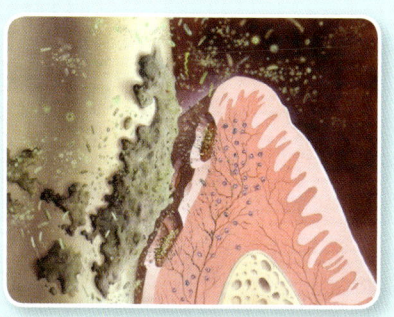

TAKASHI on TWITTER 8

tweet
009

精神的ダイエット

世間では四苦八苦しながら、ダイエットに悩む人が多い。精神的にも辛いという。それなら、少し太ったヒトと写真を撮ればいい。自分がかなり痩せて見えるから。でも、風の便りで聞いた。彼等は二人とも入院中とか。

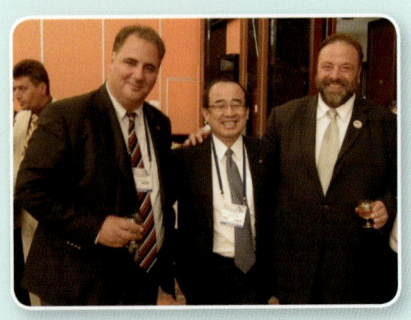

タカシのツイッター

tweet
010

露天商がくれた喜び

夏祭りで露天商がバナナを売っていた。中に癒合したバナナを見つけた。歯だけじゃないんだ……と思った。

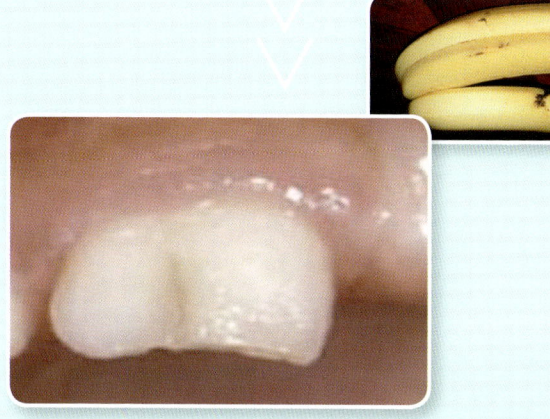

TAKASHI on TWITTER

筋トレ

下顎隆起を見るにつけ、この人毎日トレーニングをしているんだ、偉いな……と思ってしまう。夜クレンチングやブラキシズムという力を掛けて骨を鍛え上げているのだから……。何度となく筋トレを行い三日坊主の自分には、少しだけうらやましい？

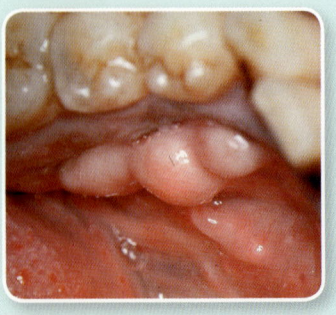

タカシのツイッター

ブリッジ

一生懸命、海に落ちた車を引き揚げるクレーン車が、その重さに耐えかねて、海に一緒に落ちてしまう絵を見つけ、「あ、ブリッジだ」と思うのは自分だけであろうか？

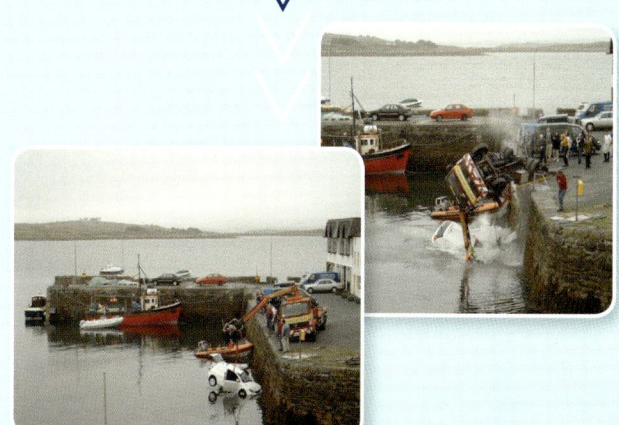

加齢と老化

加齢は年を重ねること、老化は機能的、形態的衰えのこと。これらを嘆く必要はない。
I am not getting older, I am getting better.

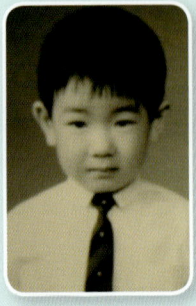
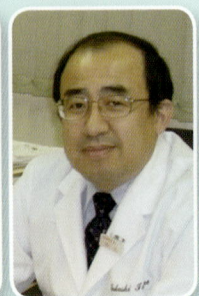
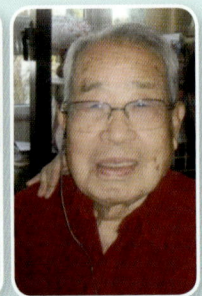

13　タカシのツイッター

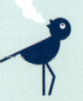

こうそく

高速（道路）の渋滞標識を見ると、梗塞（血管に血栓や塞栓がつまり、その末梢が壊死に陥る）に見えて仕方がない。

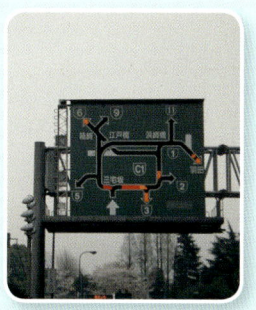

治安

警察車と警察官を見ると、白血球、とくに好中球に見えて仕方がない。好中球は、細菌やウイルスに職務質問はせずに、捕まえてしまうけど……。

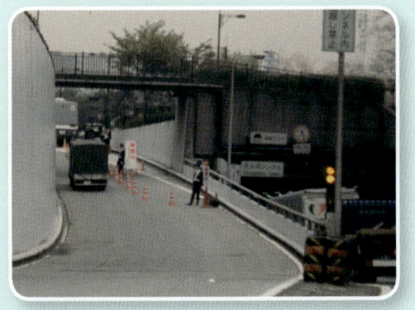

15 タカシのツイッター

教員の楽しみ

「出血は、血液の全成分が血管の外に出ること。組織内に出血する場合を内出血と言い、時間とともに、ヘモグロビンがヘモジデリンに変わり皮膚の色が変わる……」と講義をしている自分が、酔っぱらって、あざを作ったとき、楽しみで仕方がない。正しかった……と思えるから。

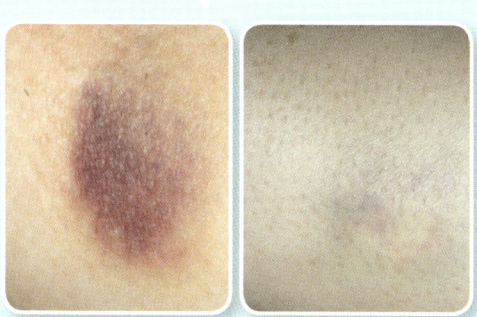

マニア

今までに歯科医籍、死体解剖資格認定医、衛生検査技師免許、臨床外国人修練指導医を修得した。今は将来飲食店を開けるよう調理師免許がほしい。開業では、修得したいずれの免許でも代用できるというが、レストラン井上のメニューや壁に死体解剖資格認定と書かれてあったら、客は来ないだろうから。

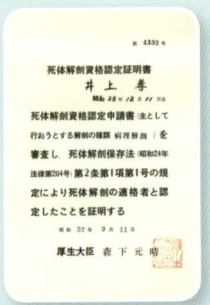

17 タカシのツイッター

一寸遅いかも

タバコに含まれる有害物質が健康を害することは、周知の事実である。しかし、なかなか止められない人も多い。93歳で他界した父親は、ヘビースモーカーでいつも今は亡き母親の横で吸っていた。母は60歳で肺がんで他界し、そのとき父はタバコを止めた。遅い！

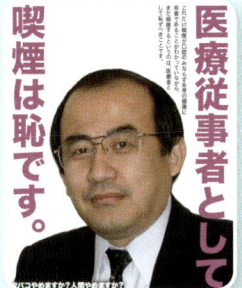

ぴったり根充

指がつりそうになりながら、根管長を測定し、ぴったり根充を目指す。それでも2年後には遠心根に白い硬化像が見られる。抗原性物質が残っている証拠として。

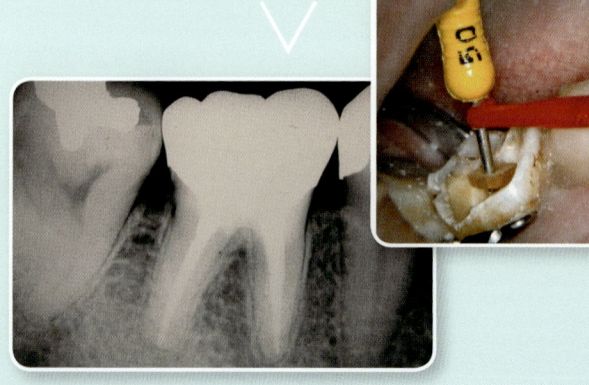

tweet
020

愛より強いもの

保存不可能で抜歯したご主人の破折した汚い歯（左）と、愛しているご主人にご自分の歯を快く提供した奥様。移植時は上手くいったが、6ヵ月後に脱落した。免疫は愛より強い。

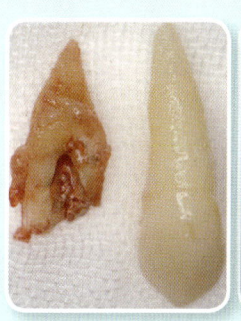
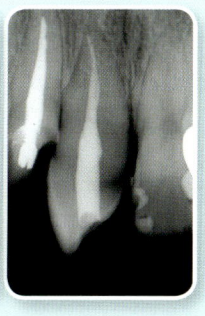

出来ないことはない

If you can only believe in one thing, believe all things are possible.

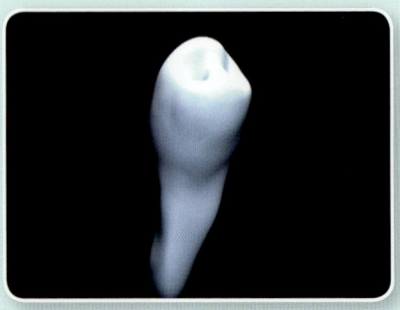

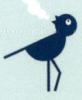

タカシのツイッター

郵便はがき

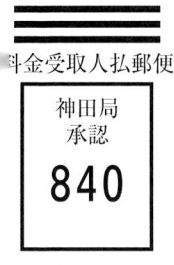

料金受取人払郵便

神田局承認

840

差出有効期間
平成27年12月
19日まで
切手不要

101-8791

515

（受取人）
東京都千代田区神田錦町1-14-13
　　　　　錦町デンタルビル

㈱デンタルダイヤモンド社

　　　　　　愛読者係 行

|||||||||||||||||||||||||||||||||||||||||

フリガナ お名前		年齢　　歳
ご住所	〒　－ 　　　　　　☎　　－　　－	
ご職業	1.歯科医師(開業・勤務)医院名(　　　　　　　　　　　) 2.研究者　研究機関名(　　　　　　　　　　　　　　) 3.学生　在校名(　　　　　　　) 4.歯科技工士 5.歯科衛生士　6.歯科企業(　　　　　　　　　　　)	

取得した個人情報は、弊社出版物の企画の参考と出版情報のご案内のみに利用させていただきます。

愛読者カード

〔書 名〕 **140字の歯科臨床 タカシのツイッター**

- **本書の発行を何でお知りになりましたか**
  1. 広告(新聞・雑誌) 紙(誌)名(　　　　　　　　　) 2. DM
  3. 歯科商店の紹介　4. 小社目録・パンフレット
  5. 小社ホームページ　6. その他(　　　　　　　　　)

- **ご購入先**
  1. 歯科商店　2. 書店・大学売店
  3. その他(　　　　　　　　　)

- **ご購読の定期雑誌**
  1. デンタルダイヤモンド　2. 歯界展望　3. 日本歯科評論
  4. ザ・クインテッセンス　5. その他(　　　　　　　　　)

- **本書へのご意見、ご感想をお聞かせください**

- **今後、どのような内容の出版を希望しますか**
  (執筆して欲しい著者名も記してください)

新刊情報のメールマガジン配信を希望の方は下記「□」にチェックの上、メールアドレスをご記入下さい。

　　　　　□希望する　　　　□希望しない

E-mail:

| 編 | 業 |

tweet
022

アキレス腱切断による挫折

Every time life gets hard, think of every slump I have in the past, and tell myself, "Don't worry. I got through it, and I am better because of it."

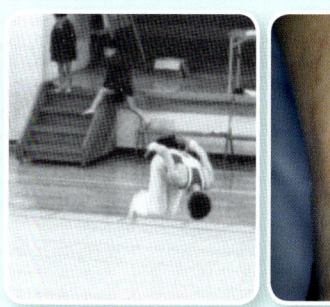
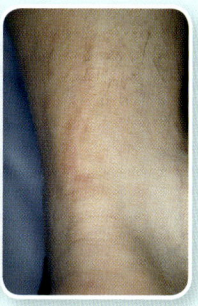

TAKASHI on TWITTER 22

当たり前

臼歯がなければ、噛んだら前歯がフレアウトするに決まってる。

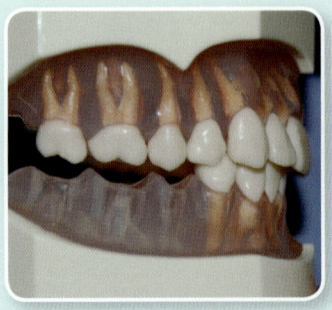 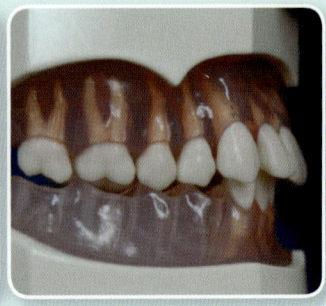

好きなもの

私はジブリの中で、トトロが大好きである。女房曰く、「あなた、だんだんトトロに似てきた」と。風呂で鏡を見ると、まさに、確かに……。

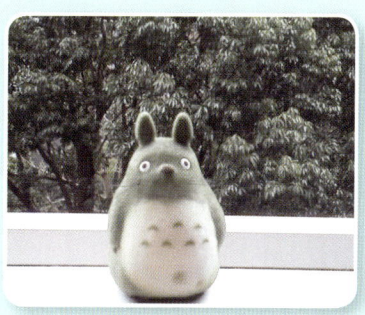

tweet
025

ニキビ

私には、世界文化遺産の富士山がニキビに見えて仕方がない。内部の炎症が外に出てくる穴があるのだから。また、笠雲は、ニキビ治療の塗り薬に見える。

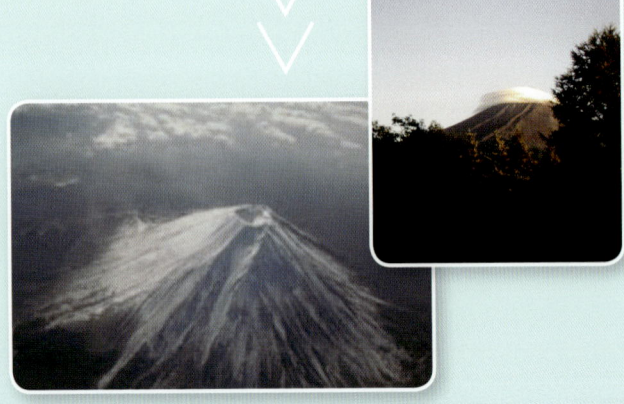

25 タカシのツイッター

tweet 026

イジメ

転位歯は、歯列の中の歯にイジメにあっているように見える。仲間に入れてやりゃいいのに……。

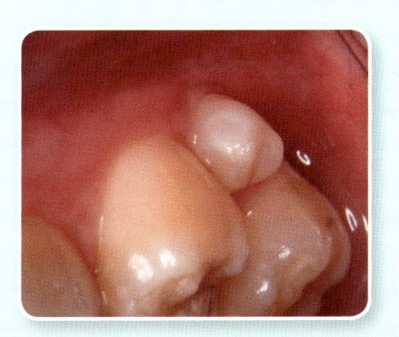

本末転倒

研磨剤を使ってきれいになった歯肉縁上の歯。でも歯肉縁下の組織に研磨剤の粒子が押し込まれているのは、医療として許されないと思う。

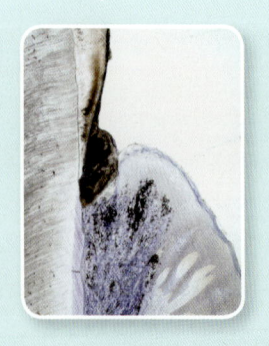

傷害罪

歯周ポケットにプローブを入れて、患者が「痛い！」と言って、出血したら、それは傷害罪に思える。ポケット内は上皮により覆われ、細菌が入らないように守ってくれているのに、出血することは細菌を押し込んでいるように思えて仕方がない。外科医が手の傷にプローブは刺さない……と思う。

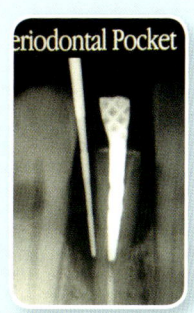

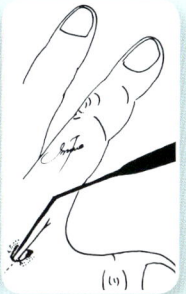

避けられない人生

誤嚥性肺炎（Aspiration Pneumonia）は高齢化社会の大きな問題である。70歳以上では、年齢に比例して発現率が高くなっている。自分に置き換えると、50歳を超えた頃、物が見えにくくなり、毛は抜け、そして食事時にむせ始めた。避けられない事実なのであろう。

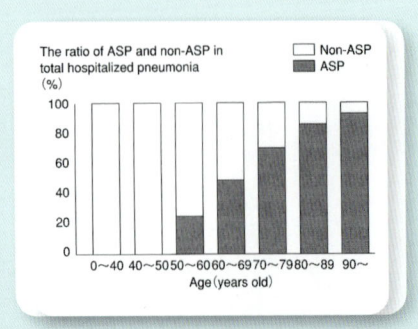

避けられない遺伝

小指が著しく短い人、親指が横に長い人が、日本人では15％いる。これは、Cone Shaped Epiphysisといい、栄養血管が2本あるところ1本しかない奇形で、遺伝する。女房がこの指の持ち主で、結婚前から気付いていたが、長女は女房と同じ指だった。孫が楽しみだ。

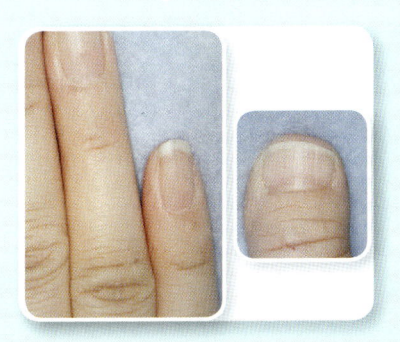

tweet 031

多飲酒後客乗車扉指挟

「痛ってェ…………」。酔っ払ってタクシーに乗ったとき、ドアに指が挟まった。見事に血腫ができ、見事に腫れあがった。爪の伸びる早さは、1日に0.1㎜程度というが、自分の場合も本当にそうだった。でも、伸びる爪とともに血腫が一緒に動くことが、いまだに理解できない。

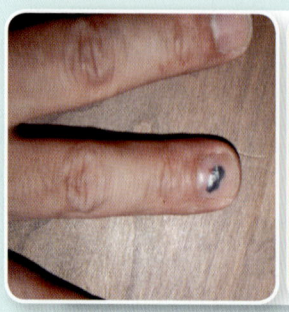

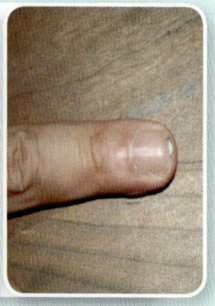

本当の原因

妊婦のお腹は、胎児の成長とともに大きくなる。病理学的には作業性肥大に分類され、鉄アレイを使うボディビルダーの筋肉と同じである。原因は鉄アレイではなく胎児である。しかし、本当の原因は私である……？

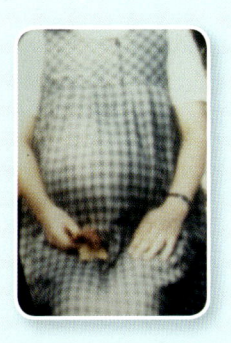

舌下錠

すべての薬は血管に吸収されて、心臓にいき、全身を回る。そのときに必要な部位で薬が作用する。舌下部は、その毛細血管が最も表層に近く、多く存在するために、そして口腔粘膜も極めて薄いため、薬の吸収が早い。

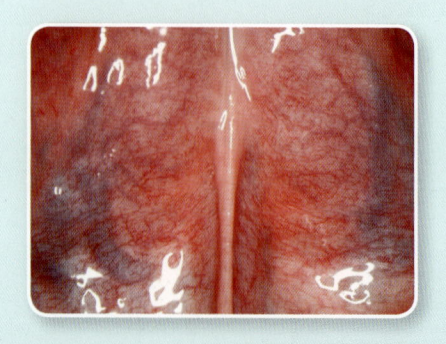

tweet 034

小枝

クローンはギリシャ語で"小枝"の意味である。遺伝子用語では、遺伝子組成が完全に等しい生物集団と定義づけられている。いつも思うのは、大好きなカニの脚を順番に食べても、次々脚ができてくれば産業になるなと。ただしiPSを培養するときのような特殊な水槽が必要かもしれない。

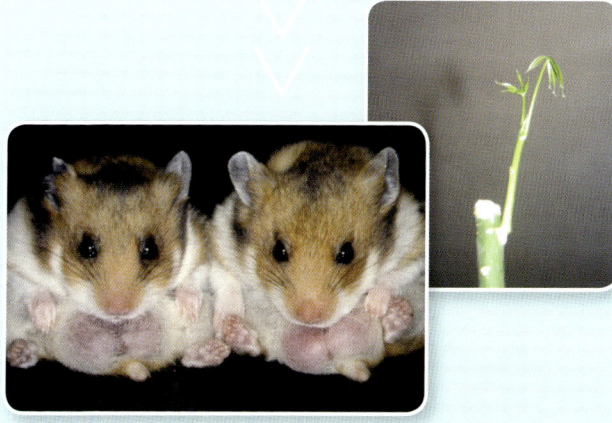

TAKASHI on TWITTER 34

tweet
035

粘膜と歯の帽子

義歯は粘膜と歯の上にかぶる帽子である。だから、本当は手入れをよくすれば、残っている歯や粘膜が悪くなるはずがない。でも小さい帽子も深くかぶり、浅側頭動脈を圧迫すればハゲになるように、合わない義歯では粘膜を圧迫して、骨を吸収させる。

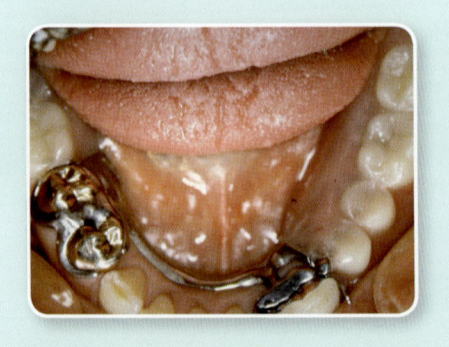

健康上の理由

先進国のなかで日本は自殺大国という。その原因は、健康上の問題が第一でおよそ半分を占めている。細胞も健康の問題があるとアポトーシスという自殺をするんだな……。

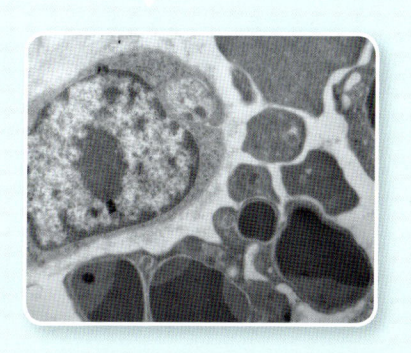

白は何色か？

白板症など白く見える色は、あらゆる可視光線を乱反射する色といわれている。しかし、白は透明である。なぜなら、スリガラスで覆えば白く見えるが、スリガラスに水をかけると再び透明になるからである。

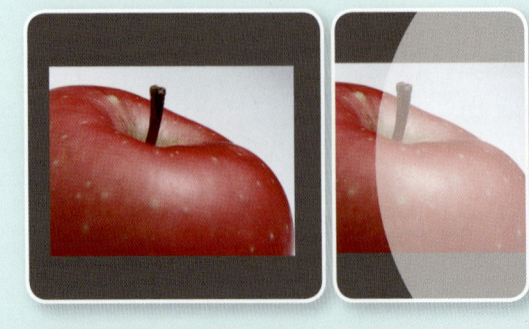

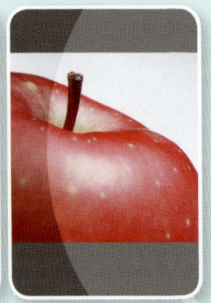

37 タカシのツイッター

慣れ

骨高と骨幅が十分あればインプラントは誰にでもできる。CTで見れば、それは舌側に穿孔した、失敗したインプラントに見える。しかし、インプラントは所詮生体にとっては異物なのである。異物は生体に除去されるものであるということを忘れることは許されない。

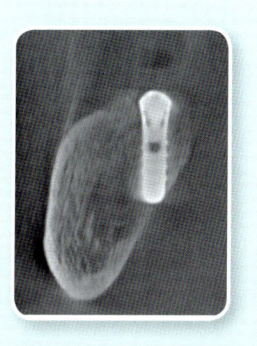

医療面接

口腔内の乾いた症状をドライマウス（口腔乾燥症）というが、その本体はブドウの房の運命と同じである。平成25年の夏は35度以上を超える日が続き、山梨県の特産ブドウが犠牲となった。これから患者には、「貴方は、枯れたブドウの房の状態です」と説明しよう。

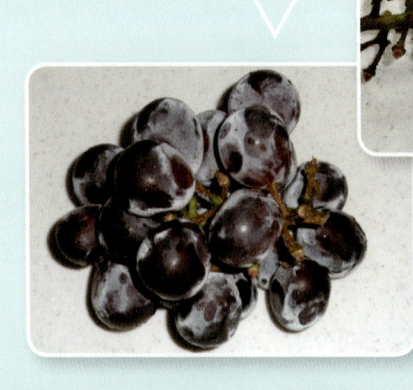

愛は地球を救う

Recently, there are Chinese, Korean, Pakistan, Brazilian, Mongolian, Canadian in my department, and only one word they can understand each other might be love.

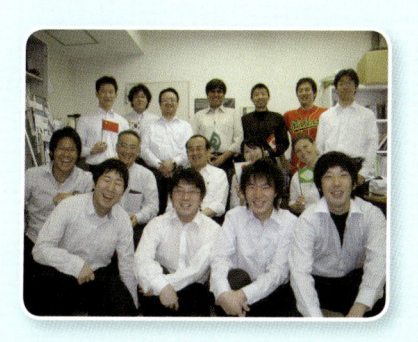

数害あって数利あり

アルコールは、成人では1日に、日本酒なら1合、ビールなら500ml、ウイスキーダブルなら1杯、焼酎なら200mlが健康によい。それ以上はあらゆる健康被害を及ぼし、社会的問題となっている。自販機、広告の規制なし、道路交通法以外に法律がない日本から、アルコールがなくなることはない。

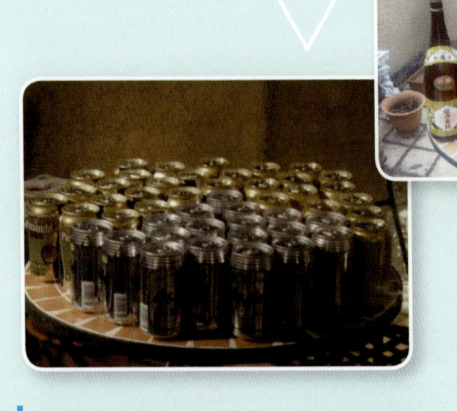

tweet
042

悩むのは人間だけではない

Are you worrying about something? Tell me your worries. I envy those who are free from care.

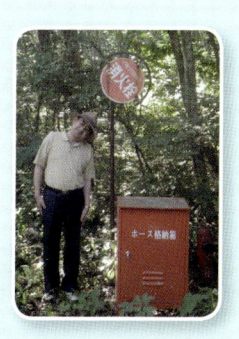

TAKASHI on TWITTER 42

矯正

曲がっていたって意味がわかれば問題ない。でも直したほうが、見てくれもよいし、長持ちする。矯正医みたい。

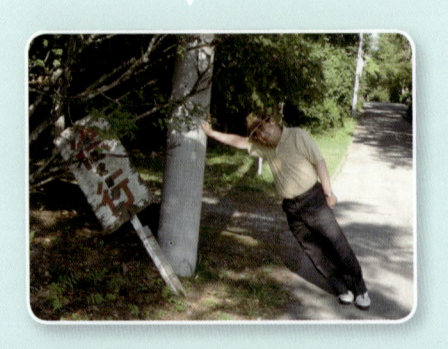

tweet 044

誰の責任？

「○○さん。よく磨かないからですよ……」と先生。「先生が異物を入れたからじゃないですか……」と患者。同意書があれば、大丈夫という時代は終わった。「私が手術すれば、見てくれもいいし、よく噛めるようになりますよ……」という請負契約は医療にない。

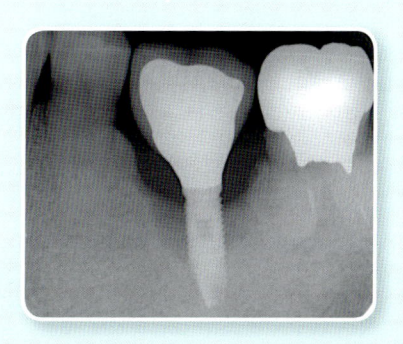

パンダ

パンダの主食の笹は、栄養価としては低い。1日に12〜16 kg食べても、4,000 kcal程度にしかならない。だから、起きている間は食べ続け、それ以外はエネルギーを使わないために寝るという。うらやましい……？

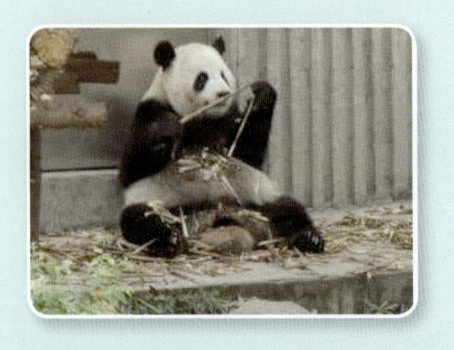

知られざる日本人

なんらかの非常事態が発生した場合に備えて配置された出口の表示は、世界共通で、日本人デザイナーの太田幸夫氏による。緑は赤の補色で火事でも見やすいという。歯科でも、その表示を見ると歯医者に行きたくなるようなデザインを作ればいい……。

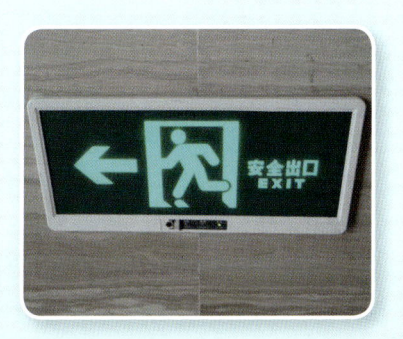

サクランボにも勝てない

佐藤錦は高いものでは１粒100円近い。単根歯の根管貼薬処置は１回、佐藤錦２〜３個分である。

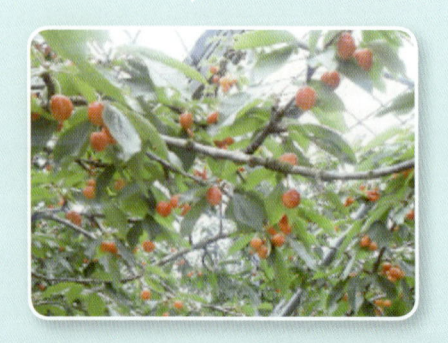

どっちが高い

ディスカウントビジネスで10数時間旅行したとき、航空会社の計らいでファーストクラスに乗せてくれた。完全に個室感覚で、テレビも29インチ。「ヨーロッパ便は正規でいくらですか？」と聞くと、フライトアテンダントが「180万円です」と。インプラントは高くない気がした。

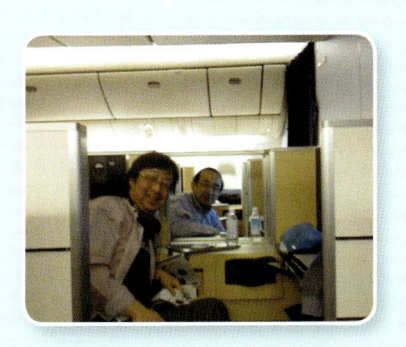

花のつぼみ

カリフラワーを見ると口腔粘膜の乳頭腫に見えて仕方がない。しかし、カリフラワーは、花のつぼみであり、確かに放置するとそこから菜の花のような黄色い花が咲く。乳頭腫は放置しても花は咲かない。癌になるから取りましょう。

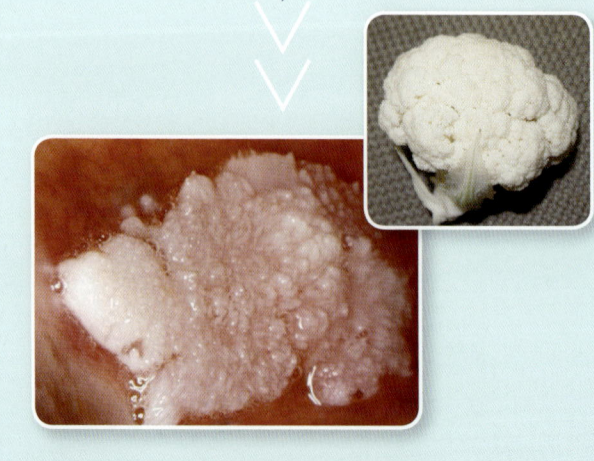

tweet 050

袋茸？

袋茸は歯胚と同じに見えて仕方がない。

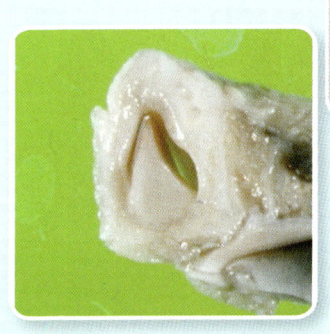

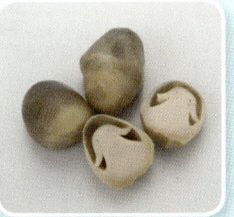

精度

地球から見て、太陽は月の陰に隠れるが、月の外側に太陽がはみ出してリング状に見える場合を金環日食という。地球から月までは38万4千km余、太陽までは1億5千万km余。それでも金環日食では、本当に精度の高いリングが見える。目から修復部までの距離は30cm程度なのによく見えない……。

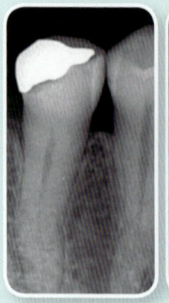

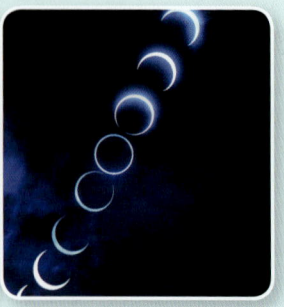

タカシのツイッター

tweet
052

できそこない

如何なる社会にも、できそこないはある。
それでも、インプラントのできそこない
は許せない。

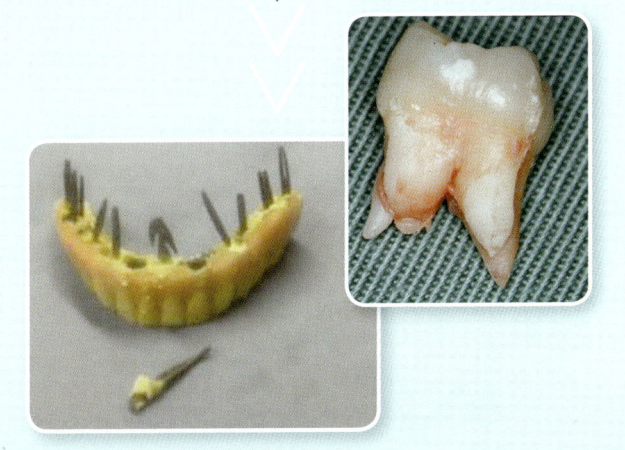

TAKASHI on TWITTER 52

こう言えばいい？

「先生、入れ歯が合わなくてうまく噛めないのですが」と患者が言ったら、「義眼で物が見えますか？」と言えばいいと、先輩に言われた。今、考えていることは「焼き鳥が、空を飛びますか」が使える患者への対応である。

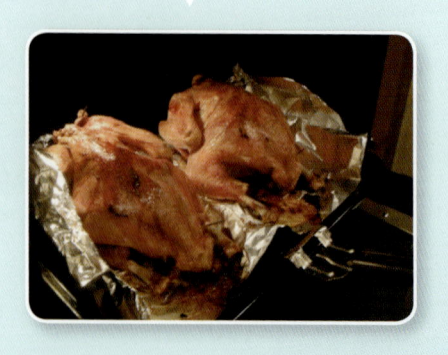

tweet 054

なんでもいい……

教室には仏教、キリスト教、イスラム教、ヒンズー教……と種々雑多な民族の留学生達がいる。毎年我が家で教室員と一緒に行うクリスマスパーティは、宗教を超えたお祭でしかないことがよくわかる。なかにはクリスマスに宗教喧嘩する者もいるが。

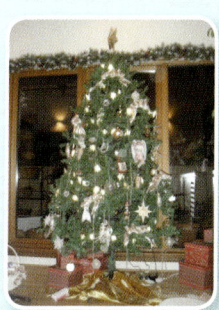

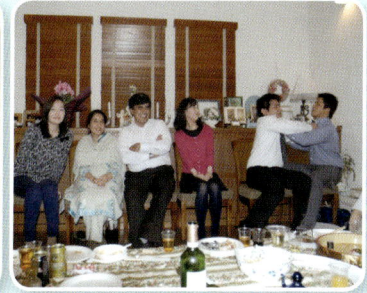

マクドナルド

カナダのマクドナルドには、Mの中央にメイプルリーフの国旗が記してある。だからなんだ。カナダに留学しているとき、「マクドナルド」はどこかと聞いても通じなかった。当時3歳でカナダの幼稚園に通っていた娘が一言「マックターナル」と言ったら通じた。

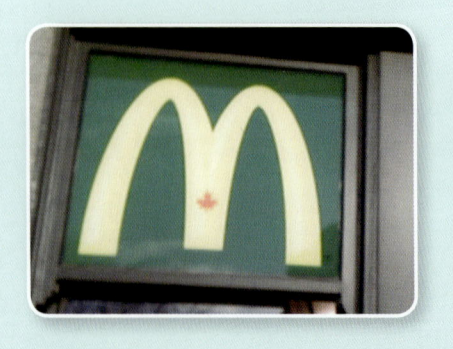

味覚検査

中国・四川省に学会で行った。四川で有名な料理を頼むと、なにやら真っ赤なスープの中に白いものが浮いていた。臭いだけで、白い豆腐1つを食べただけで、私は気が遠くなった。朦朧とする中で、思った。あの味覚異常の患者（味をまったく感じない）に試してみたいと。

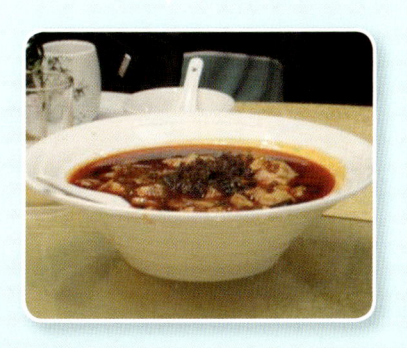

病気 1

世の中のものが、すべて病態に見えるようになったら病気である。私には、飛行機から見える白い雲が白板症にしか見えない。

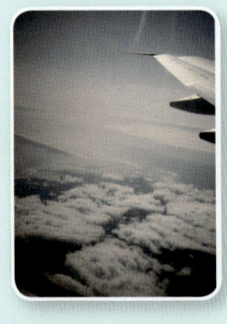

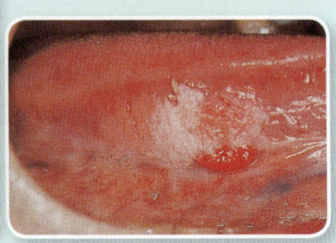

病気 2

歯髄の神経を共焦点レーザー顕微鏡で見ると、冬木立ちに見える。

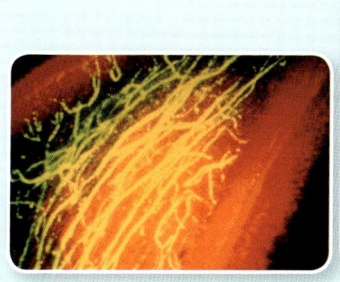

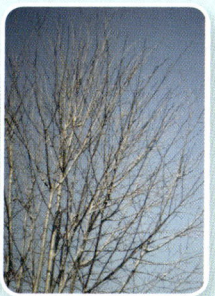

病気 3

歯根膜のセメント質と歯槽骨内に入り込むシャーピー線維は、金網を突き破った木の幹に見える。

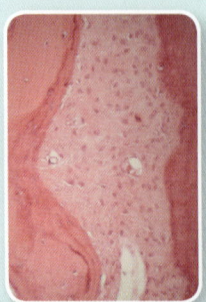

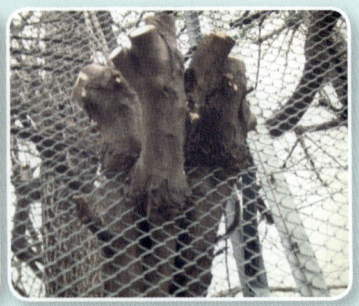

tweet
060

病気 4

インプラントは、釘にしか見えない。

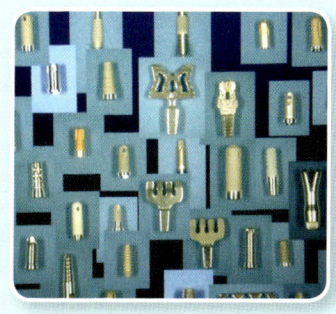

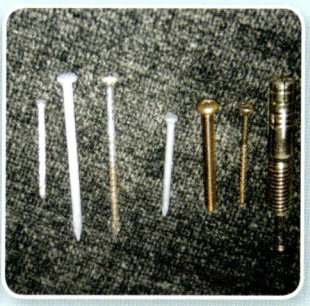

TAKASHI on TWITTER 60

病気 5

歯の抜けた人は、トウモロコシの粒に見える。

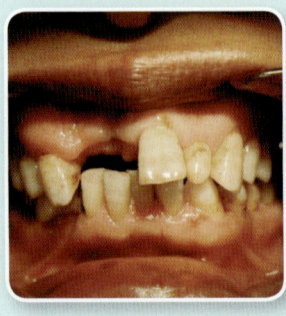

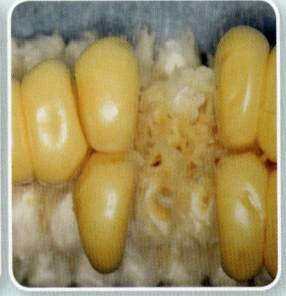

病気 6

細い橋脚は骨粗鬆症にしか見えない。補強された橋脚はビスフォスフォネートを投与されたとしか思えない。

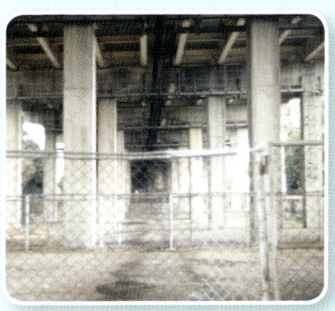

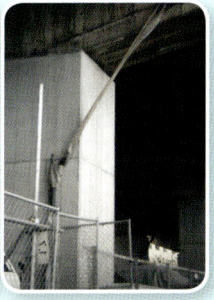

病気 7

DNAの二重らせん構造は、遊園地のジェットコースターに見える。キャーキャー言っている乗客のトロッコが見えると、遺伝情報を読んでいるんだなあ、と思う。

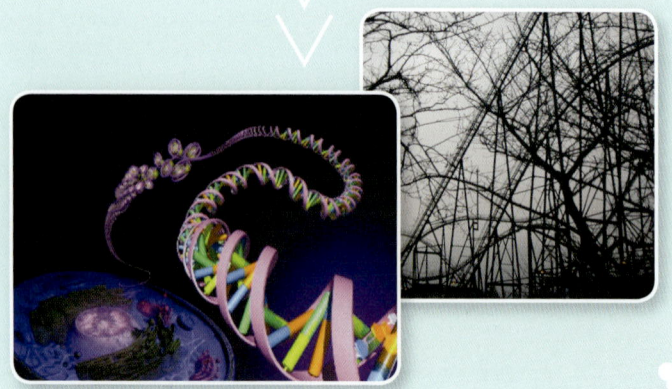

病気 8

昔のオルゴールは、紙の孔があいている部位と空いていない部位で、音が鳴るようになっている。私には遺伝情報のエクソンとゴミの部分のイントロンに見える。

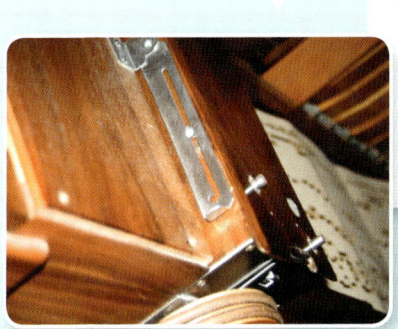

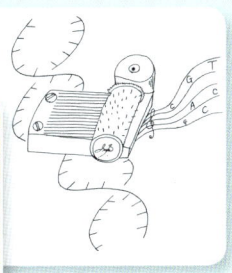

病気 9

組織標本の細胞は、ゆで卵の色々な割面を見ていると思う。

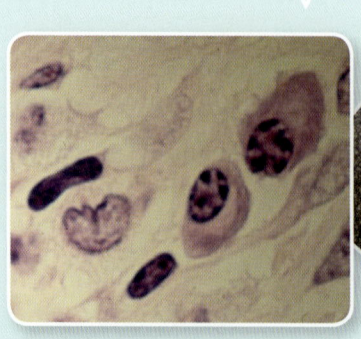

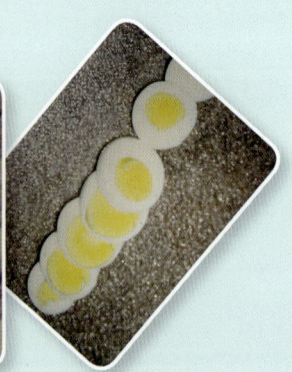

tweet
066

The dentist is ······

The dentist is a little like a sentinel at the door of the human citadel: often it is he who sounds the first alarm that the whole organism is in danger.

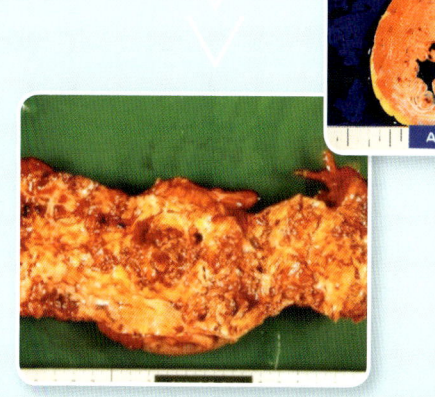

TAKASHI on TWITTER 66

俺が若いころは……

俺が若いころは……は、中年、実年、高齢の決まり文句である。でも俺が若いころは体操競技の選手で……を証明することは難しい。ただ白黒写真がその証拠でも、顔もわからない、と女房子供が言う。

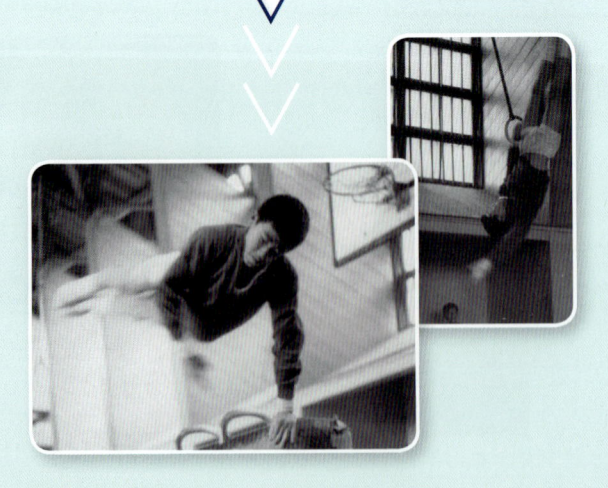

tweet 068

見たかった……

歯髄を見ることが夢だった。実験で粘膜を剝離し、歯槽骨と象牙質を削って、最後のペラペラになった象牙質を1枚剝ぐと、鬱憤を晴らすかのように硬い殻に閉じ込められていた歯髄が出てきた。怒っているように見えた。

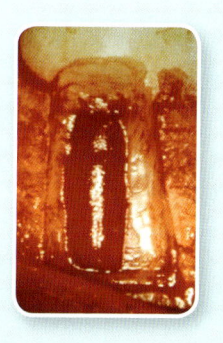

Show and tell

外国人は、人の話は聞かないが、自分の主張は凄い。アメリカでは、show and tellという授業があり、毎日自分の持ち物、家族、ガールフレンドなどが如何に素晴らしいかを5分間しゃべる。人の顔を見ず挨拶し、そして愚妻と自分の女房を紹介する日本人に、show and tellができるだろうか？

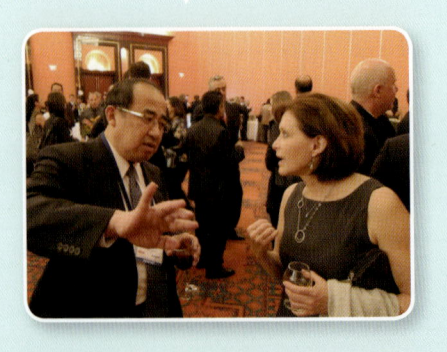

意外な名所

シアトルに1971年に開業したスターバックスの第一号店がある。シンガポールのマーライオン、コペンハーゲンの人魚姫、ブリュッセルの小便小僧といった世界３大ガッカリとは違う。ガッカリはしないので、一度訪れることをお勧めする。

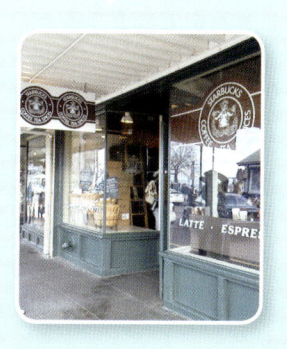

え、治るんだ……

歯根を横に切ったら、歯周病の固定にならないかなと思って実験したら、きれいに再生した。抜いてしまうよりいい方法と思った。

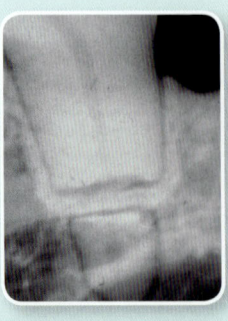

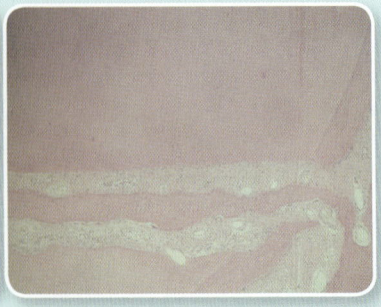

tweet 072

棘(とげ)

インプラントはどうみても、棘(とげ)が刺さっているようにしか見えない。その病態像は上皮の断裂部に異物が入っているから。

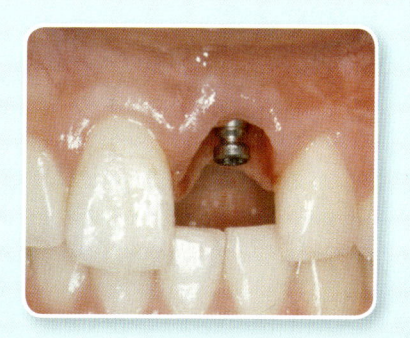

マインドコントロール？

自分の名前入りの日本酒は格段に旨い。義歯でも、クラウンでもその人の名前を入れれば、噛めなくても、噛める気がするかも。

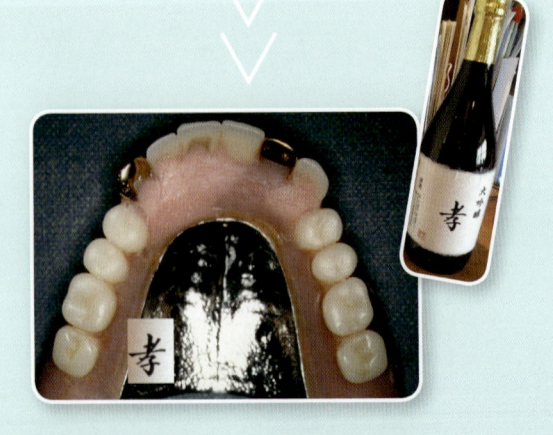

見えない生体の反応

階段で足を滑らせ、痛みが走った。また、アキレス腱？ と思ったが、足は動く。みるみる腫れてきた。3日後、ふくらはぎから足首にかけて紫斑が現れた。筋肉内に出血していた血液が出てきたからだ。病理の講義で教えていたことは間違っていなかった。生きた学生教育の教材がまた1つ増えた。

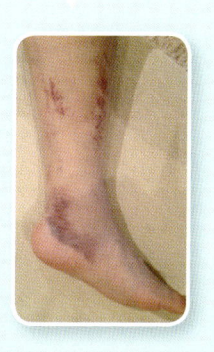

スプーンネイル

変な爪、と思う前に、病気を疑う必要がある。同時に、舌の平滑化を見つけ、嚥下異常なども問診すれば、貧血の診断ができ、信頼ある歯科医師となろう。

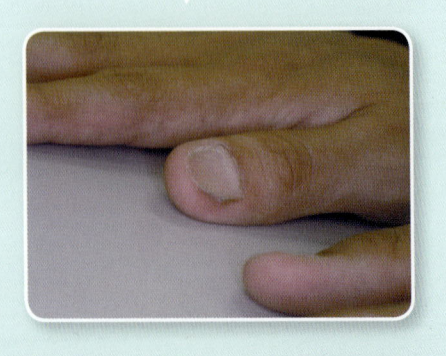

tweet
076

なんでこんなところに……

生体の外表を被う上皮が、歯根膜の中にあった。19世紀後半に見つけられたこの組織は最初、腺組織（Seller）だと思われた。その後Malassezにより上皮であることが証明された。なんで外表を被う上皮が歯根膜に……という疑問が、私を研究の路に導いた。

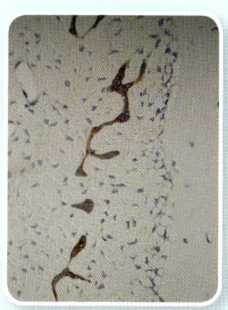

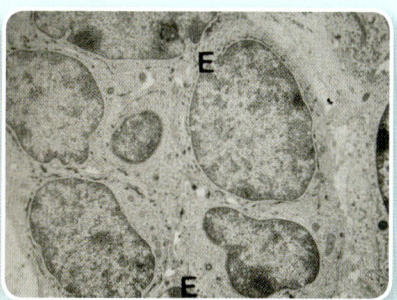

情熱大陸

電子化の進む昨今、私の講義への信念は、情熱である。学生の中に入り、そして学生と対話しながら教えるのが教育であり、電子ノート、パワーポイントの講義では情熱を伝えることは難しいと思っている。現在のIT世代の教師としては失格かもしれないが……。

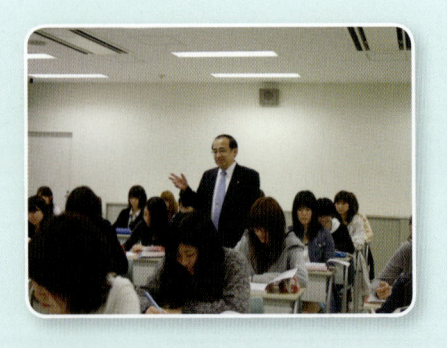

何故だろう

アラブ諸国で歓迎されると、拉致されているように見えるのは、何故だろう。本音も少し怖かった？

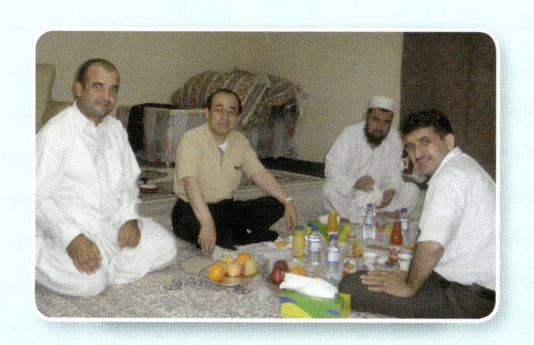

再生しない組織

生体には再生しない組織がいくつかある。心臓、脳、そしてエナメル質。そんなエナメル質を削って金属と陶材に置きかえるのは医療だろうか？

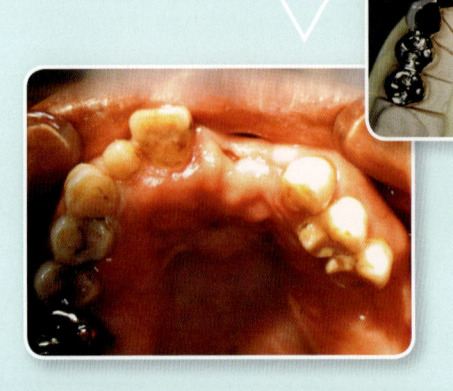

tweet
080

縫えない傷

エナメル質が縫えれば、歯科疾患はほぼ完治する。エナメル質同士、エナメル質と歯肉、そうすればう蝕は充塡せず、歯周病は再発しない。

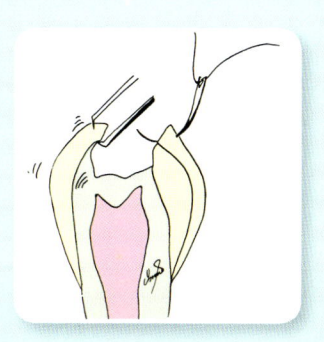

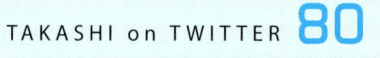

釘は異物

生体は異物を排除する機能をもつ。免疫と呼ぶ。インプラントは異物だから当然排除されるが、生体は、骨を溶かし、また作り、何とか対応している。涙……。

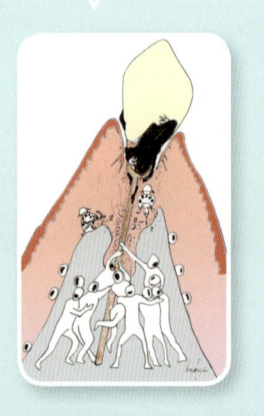

万里の長城と治安

エナメル質と歯肉付着上皮の間から生体内に入ろうと狙っているのは細菌。もし、少しでも細菌が生体に入れば、監視役の白血球、通信役の白血球、そして抗体を作り、細菌を追い出すよう命令する白血球がいる。これが液性免疫である。

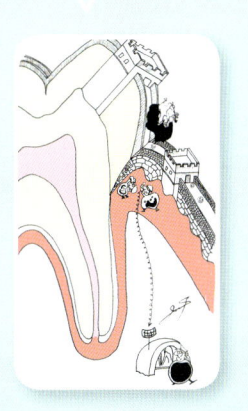

わかっているのに止められない

完全に細菌に侵入を許すと、白血球は死骸となり、膿を作る。生体は戦いの場を広げるために骨を吸収させて撤退していく。だから、歯が抜ける。簡単な理屈なのに、100年以上治療法が変わらないのは……。

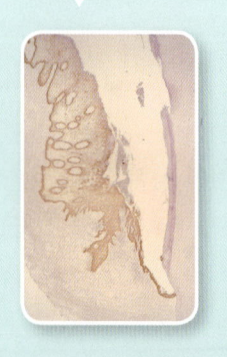

人のせい

平成25年の夏は記録的な猛暑、雷雨が続いた。温暖化をもたらしたのは、人間である。その人間の体も蝕まれている原因は、同じことが繰り返されても気付かない人間そのものである。

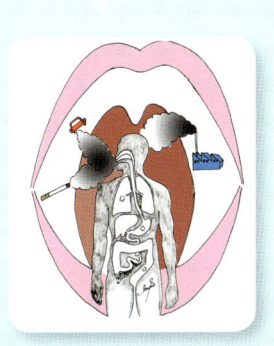

ゴミの中に薬を入れるのは……

ペリオクリンなる歯周病の万能薬は、きれいなところに入れるから効能が発揮される。兎に角入れる……は医療ではない。

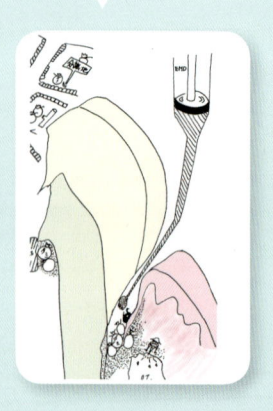

tweet 086

研究者のペット……

研究者のペットは細胞である。実にわがままで、実に素直で、それを操ることが面白いからである。

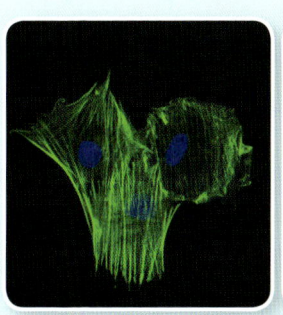

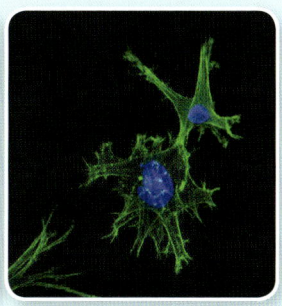

tweet 087

ありえない……

こんな信号があったら、ないほうが安全に思える。でも、歯科臨床、とくに観血処置を行う歯科では、糖尿病、高血圧などの黄色信号、赤の絶対禁忌を見抜かなければ、医療安全上問題が起こることは目に見えている。超高齢化社会の現在、青はほとんどない。

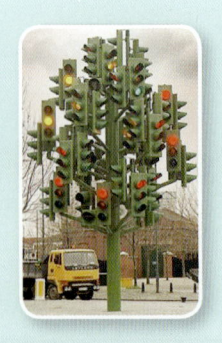

病態の原因

病気には必ず原因がある。その指標の1つは色である。原因がわかると、治療方針は簡単にわかるはずである。

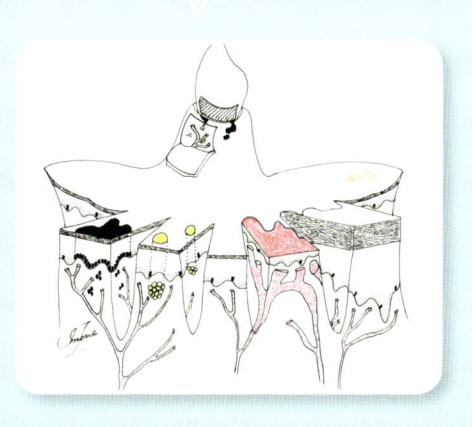

歯根嚢胞の内部は外部

補綴を行う際、問題となる歯根嚢胞。実は、生体が外部細菌の侵入を防いでくれている嚢なのである。本当は味方なのに、なぜか敵対視される。

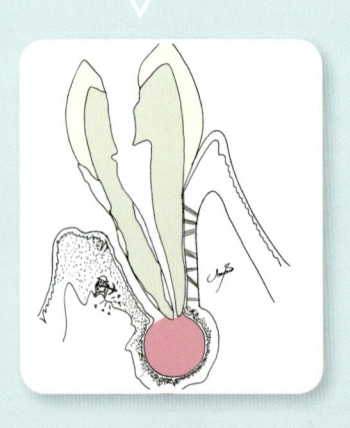

治るはずない1

歯根嚢胞の原因は細菌である、と歯内療法の教授が講義した。それなら、なぜ細菌検査をしない……。

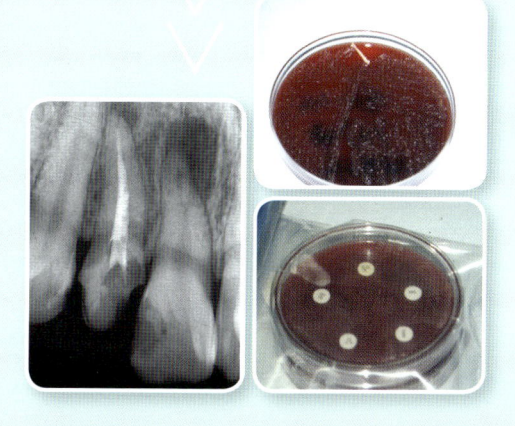

治るはずない2

デンタルエックス線写真は2次元の画像である。CTを撮って、さらに組織を採ってその診断がつく。結論は治るはずがないものを治療しているケースが多いように思う。

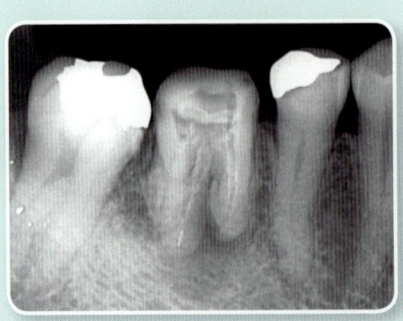

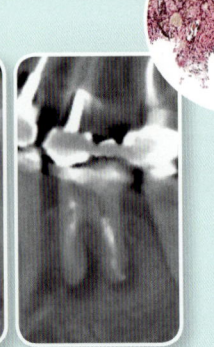

凱旋帰国

大学院生はよく勉強する。その証が修了証書と学位記である。その後、教室に残る博士は少ない。

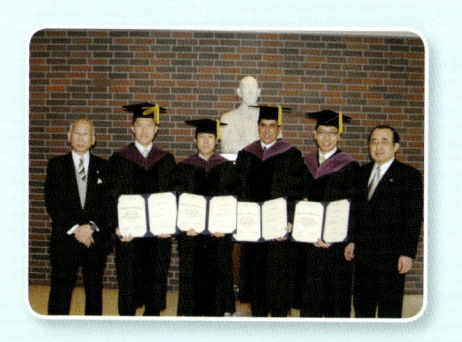

簡単な医療理論

病気と健康のカットオフ値が明確なら、医療は簡単である。例えば体温36.5度がカットオフ値なら、体温36.6度の人は解熱剤処方、36.4度の人は健康である。

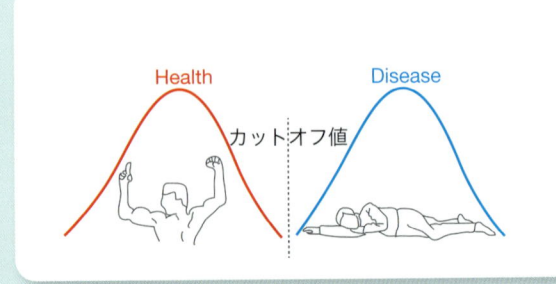

tweet 094

難しい医療理論

カットオフ値をA，B，Cのどこに置くかは大きな問題である。もしも、AはBである。BはCである。ゆえにAはCであるという三段論法が成り立つなら、多くの病気は治らないだろう。

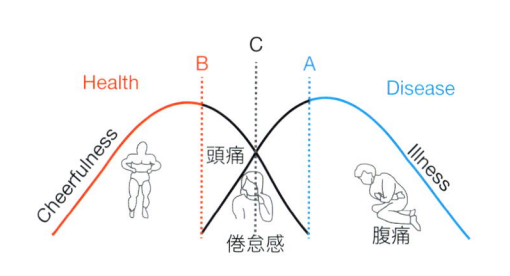

食事の味がおかしい

現在味覚に異常がある人は意外に多い。常に何かしら味を感じる（自発性）、特定の味が識別できない（解離性）、味が識別しにくい（味覚減退）。本来の味と異なる味覚を感じる（味覚錯誤）。なかでも家族に料理の味が変だと言われる主婦は多い。その原因は、薬の副作用のことも少なくない。

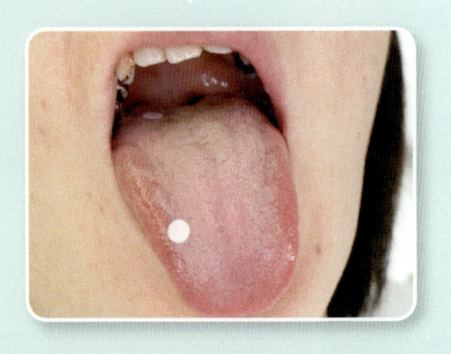

生体の治安部隊1

好中球の機能は、生体外から入ってきた細菌等を、(走って)(食べて)そして細胞質内の課粒で(殺す)、走食殺の三拍子そろった優秀な細胞である。簡単にいうと一般細菌の取り締まり役である(自然免疫)。まるで、警察官のようである。

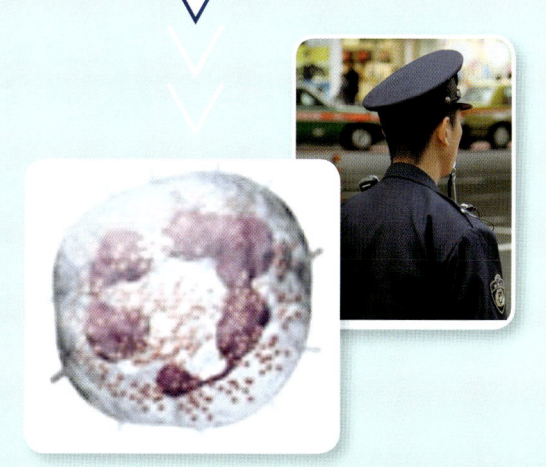

生体の治安部隊2

ナチュラルキラー細胞（Natural Killer Cell）は、体内で発生した異質な細胞（癌細胞など）を排除する免疫細胞。笑って、楽しく生きると増えるそうな。まるで、機動隊のよう。

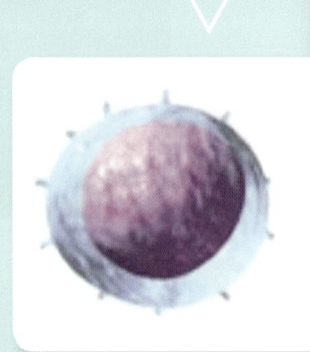

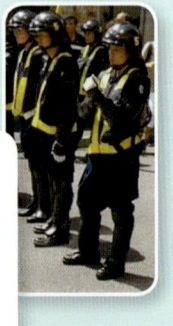

97 タカシのツイッター

tweet
098

うまそうな病気

肝臓に鬱血と脂肪が沈着すると、肉ずく肝(ナツメッグリバー)と呼ばれる。脂肪肝はフォアグラである。成人病は動物でも同じはず。成人病を悪視する社会と、それを美食、三大珍味とする人間は矛盾する？

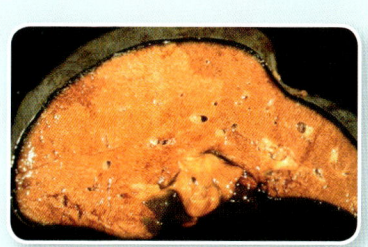

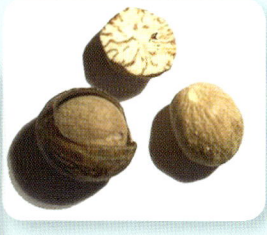

自分の責任

人間は1年で1つ歳を取る。その積み重ねが人生である。自分の人生の責任は自分しか取れない。

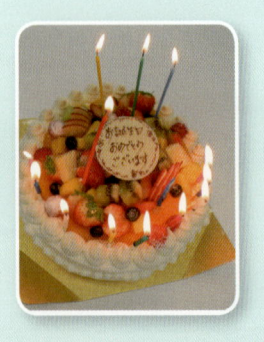

tweet
100

管理と清掃……

「口の中のゴミをきれいにしましょう」は、歯科衛生士の定番の言葉に聞こえる。しかし、この言葉は、ビルの清掃と同じように聞こえる。口腔細菌が全身に影響を与え、誤嚥性肺炎を引き起こすことが明らかな今、「口腔の衛生を管理しましょう」に変わるときであろう。

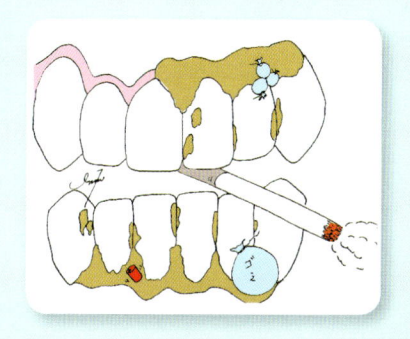

TAKASHI on TWITTER 100

陽気な人種

ブラジル人留学生はいつも踊っている。何が楽しいのかはわからないが、環境というより遺伝子だと確信している。学位審査のときも笑っていたから。

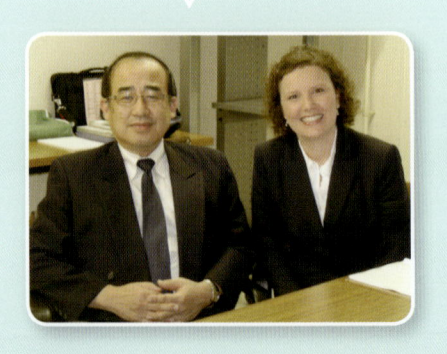

タカシのツイッター

そんなもんでいいの？

イスラム教では、生魚は食べられないということを知らず、イスラムの留学生を寿司屋に連れて行った。たまご、干瓢、カッパ巻きを頼む彼が、「教授、あれは食べられる……」と嬉しそうに指差したのは、大将がバーナーで炙っていたカツオのたたきであった。表面だけでも熱があれば宗教に反しないとか。

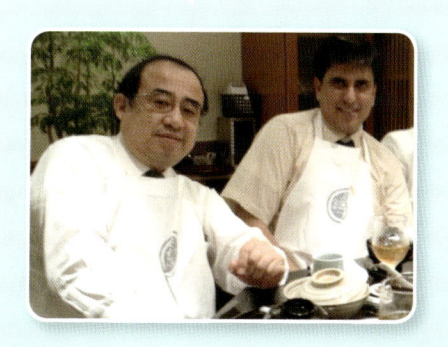

tweet 103

養生……

GTRの中で一生懸命セメント質を作る細胞は、古くなったビルを養生するシートの中で作業する左官屋さんにしか見えない。

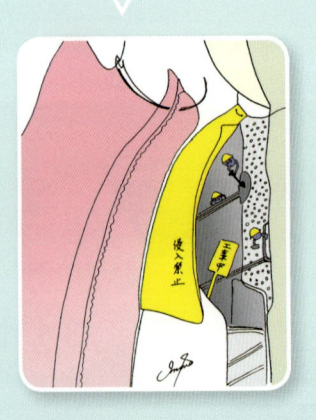

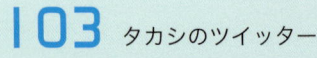

103 タカシのツイッター

何て説明すれば……

病態に対してよい組織をも除去することを、予防拡大といい、治療しやすくするために便宜形態を与える。でもエナメル質も象牙質も、失われると再生しない組織の代表として教えている私には、この概念は許せない。

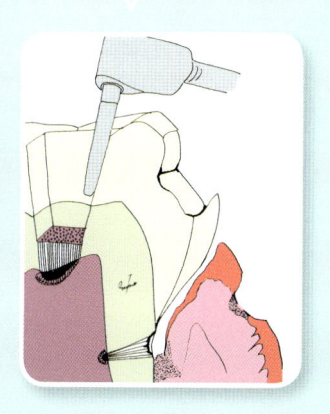

自己でない理由……

インプラントやブリッジの下に見える骨硬化像。炎症性反応が起こっている証拠である。ともすると、我々は白い病変は骨が硬くなってよい兆候と思うが、実は病態が起こっているのである。この症例は、天然歯と異物が連結されているのだから、当然何かが起こる。

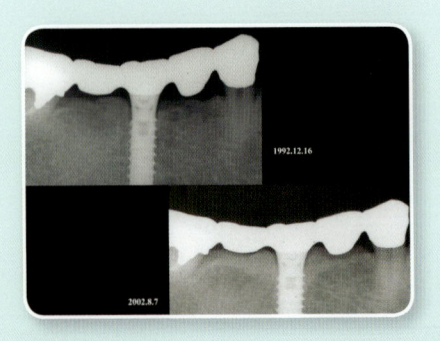

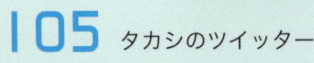

総義歯で噛めないわけ……

義足では思うようには歩いたり、走れない。だから総義歯で噛めるようにはならない……、は正しいだろうか。

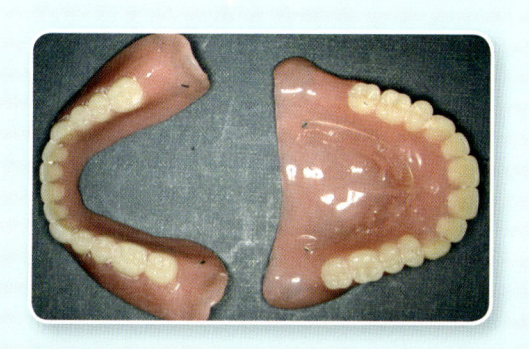

tweet
107

夢の問診……

オシッコの色は、体の状態を知らせるものである。その色である程度の診断もつく。超高齢化社会で歯科医師が内科的知識をもち、医療連携をしなくてはいけないのだから、患者さんに、「オシッコをとってきてください」と歯科医が言って、当然と思われる日がくることを願っている。

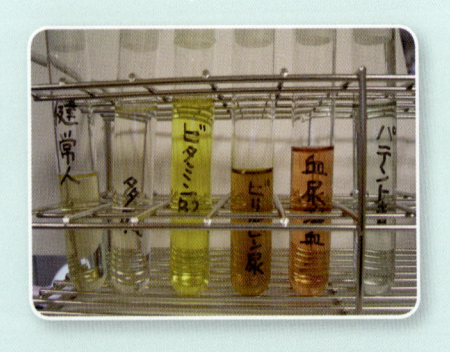

tweet 108

新技術に……

何でも試してみることが、新規技術、新規材料開発に繋がることは周知である。しかし……。
With every mistake we make, success comes closer.

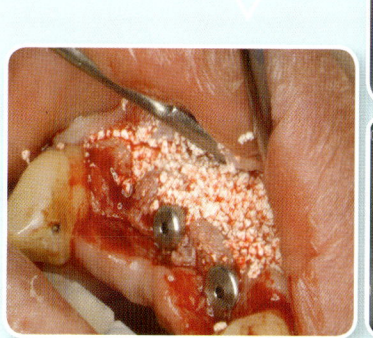

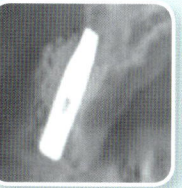

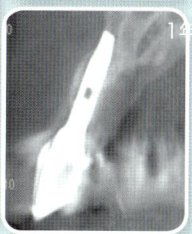

TAKASHI on TWITTER 108

粗面の力？

私が粗面に細胞が集まることを見つけたのは、1985年のカナダ留学中である。帰国後、私を臨床医にせず、研究者にした犯人である。

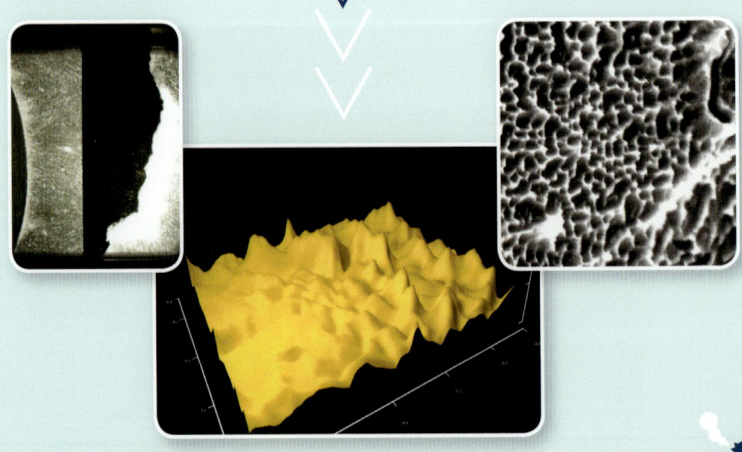

出て当然？

ハイドロキシアパタイトは異物であり、生体はそれを排除するよう反応する。さらに、歯科領域は開放創だから、そりゃ異物は外部に出やすいに決まっている。

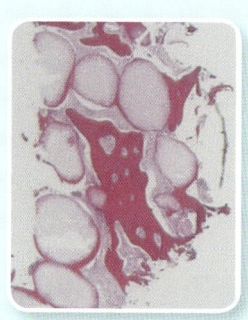

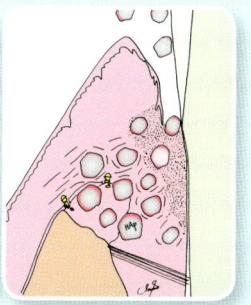

汚い釘

汚い釘は早くとったほうがいい。体に悪い異物だから。

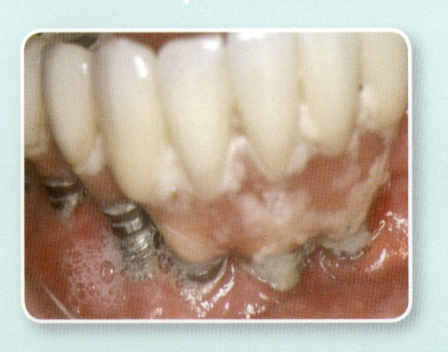

111　タカシのツイッター

中東の石油井戸

抜髄後に出血が止まらないとき、中東の石油井戸かと思ってしまう。中東は油が出ると喜び、歯科医は血が出ることを嫌がる。

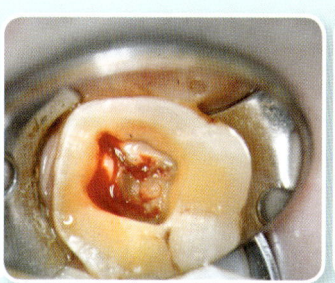

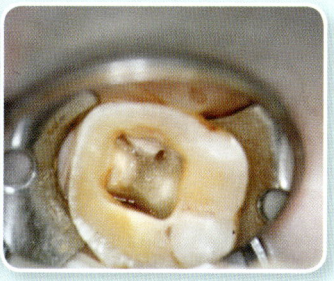

忙しい理由

会議に出て、何も意見を言わず、我慢して座っていると、自他ともに忙しいという錯覚に陥る。ほとんどの会議は無駄で、ネットでできるものも招集がかかる……。

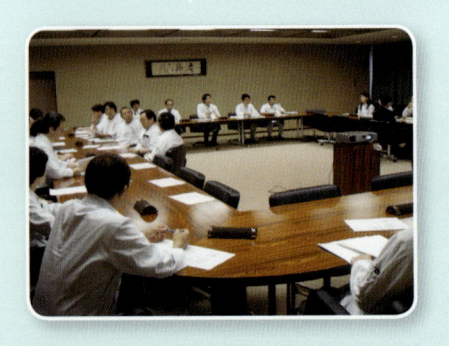

違和感のない外国人

相撲が大好きな私には、モンゴルの留学生はまったく違和感を感じない。でも、何か言うと投げ飛ばされそうな錯覚に陥っているので、常に優しくしている。

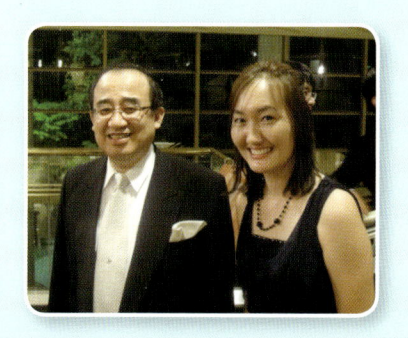

菌血症？

歯科医は腫れていると、切開・排膿という方程式を立てる。なぜ、その原因菌を探ろうとしないのだろう。この状態では体に細菌が入り込んでいるのは間違いないのに。

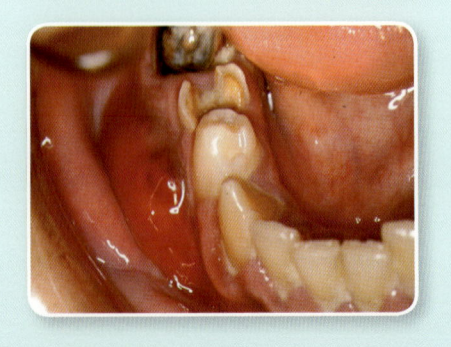

同じ病態

写真の3つの病態は病理的にはまったく同じである。体の中身が見えているのだから。

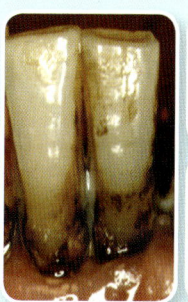

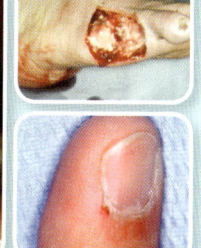

第X次大戦？

腫れている状態は、白血球と細菌が戦争をしているからである。腫れの原因は、白血球に栄養を送り、細菌の毒素を薄めるために、血液の血漿成分が出ているから膨らんでいるのである。

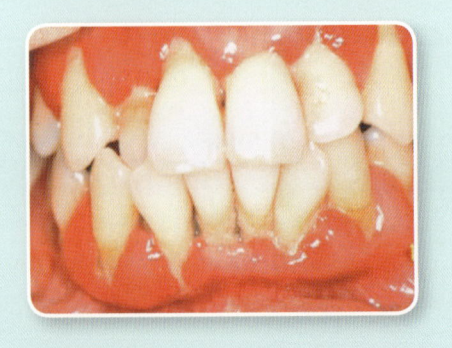

tweet
118

弱い訳

エナメル質は、分類上は上皮である。歯肉とエナメル質が接着する部位は付着上皮というが、強いはずがない。石灰化物と軟組織なのだから……。患者に説明しているだろうか？

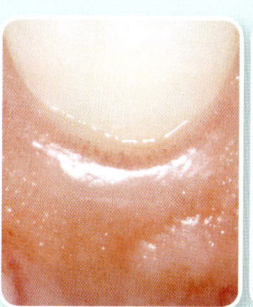

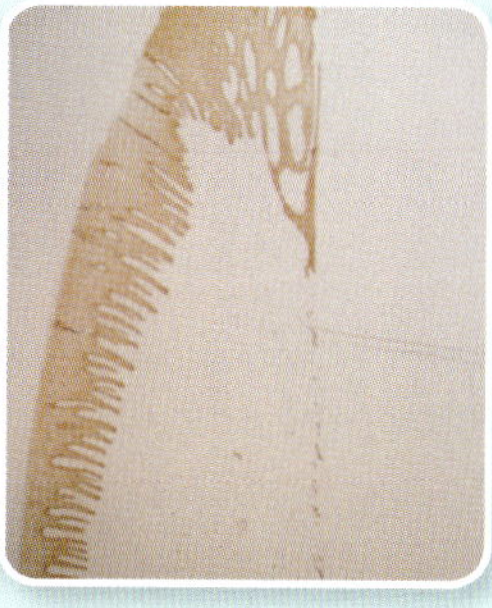

もっと弱い訳

金属とエナメル質・象牙質の境界は、強いはずがない。石灰化物と異物なのだから……。患者に説明しているだろうか？

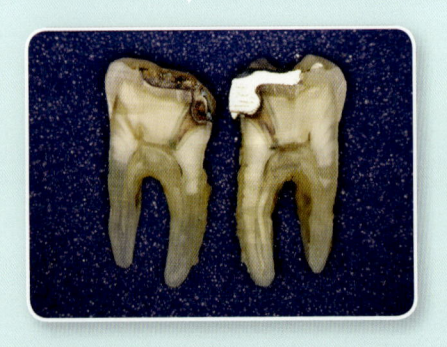

邪魔者？

転位歯は邪魔者だけど、使える可能性は大きい。自家移植は再生医療に匹敵する素晴らしい治療法である。邪魔者を抜いたら、大切にする時代になった。

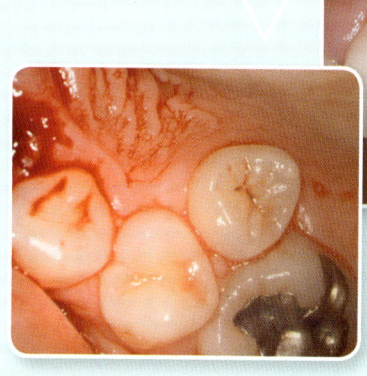

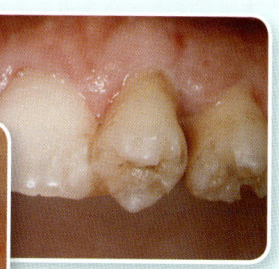

インプラントの功？

インプラントを入れた患者のなかで、「歯ぎしりが気持ちよくできるようになった」、「何でも食べられるようになった」、「でも糖尿病になってしまった」、「若い人と付き合えるようになった」そして……「社交的になって離婚ができた」という人がいる。これもインプラントの功だろうか？

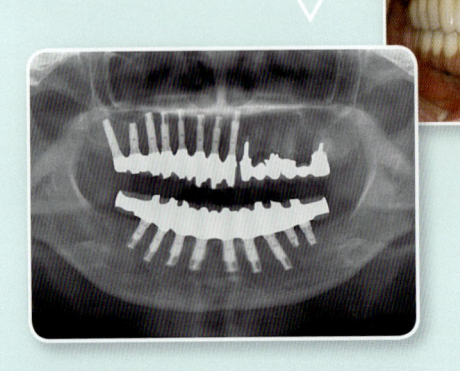

酔っ払いの功？

私は、酔っぱらうと必ずどこかに、傷ができたり、あざができたりする。でも痛みを覚えたことはない。次の日思う。酒を飲むことは、病理学者の講義に大切な教材を作る方略であると……。

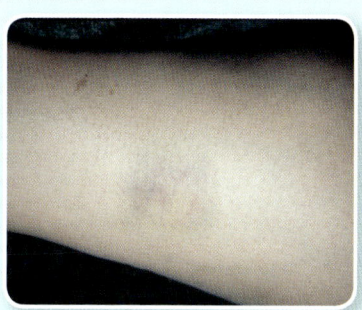

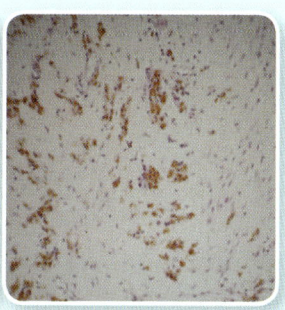

金属の値段？

自費の金属冠（クラウン）の値段はあたかも、宝石店で扱われる貴金属と同じようである。医療は準委任契約で技術に対して報酬が支払われるはずだが……。

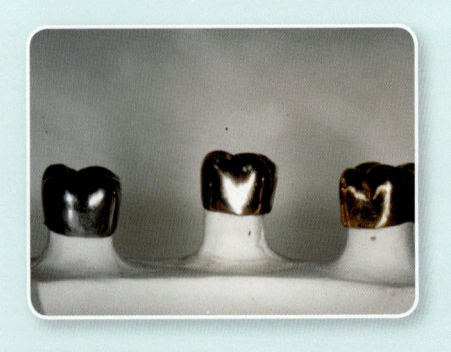

内因、とくに人種素因

人種によって、なりやすい病気がある。食事、宗教、文化、教育、衛生すべて違うのだから、当然だが、全員を同じ条件で生活させた実験はない。No Evidence Based Theory?

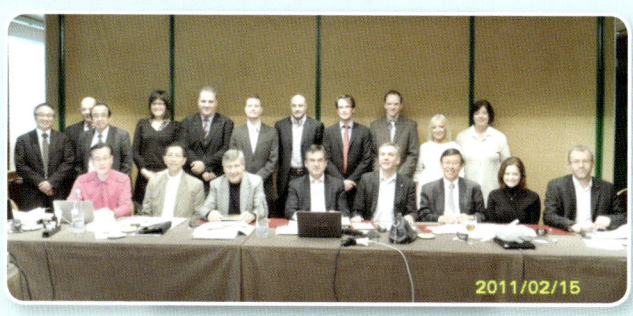

tweet 125

大震災1

口腔内は常に地震が起きている状態だと学生に講義している。咀嚼、咬合、クレンチング、ブラキシズム……。外傷は予期せぬ大震災である。

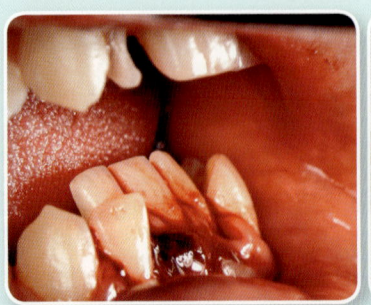

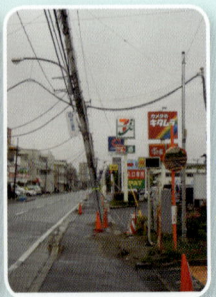

大震災2

人工物は力により割れるものである。口腔は常に地震が起こっているのだから、地盤や粘膜・骨の状態を無視することはできない。

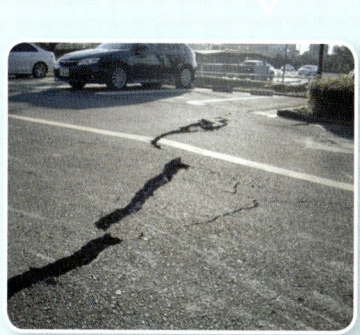

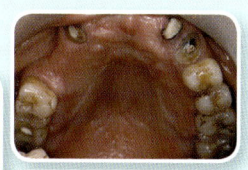

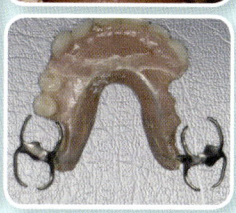

iPS

不幸にして、完全脱臼、歯牙破折の症例が来たら、保存が無理とか再植ではなく、「お、iPSだ……」と思う時代が来る。

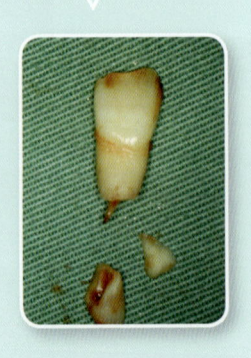

若いって素晴らしい

歯髄の中の幹細胞は貴重な細胞ソースである。とくに10歳代の若い歯髄は生命力も分化力も強い。しかし、50歳以上は残念ながら使えない……。

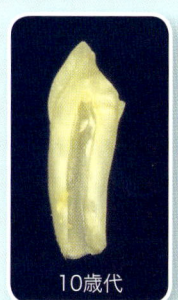

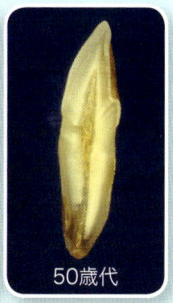

10歳代 / 50歳代

生体の潜在能力

挺出させた歯には、付着上皮も歯根膜も、そして歯槽骨も付随して出てくる。生体の力を最大限に引き出した素晴らしい医療である。その反面、圧下矯正は……。

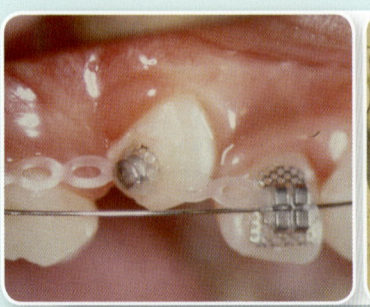

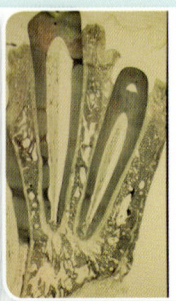

何故わかる？

カンジダは真菌、カビである。もちろん口腔内常在菌である。抗真菌薬を処方すれば、簡単に治る。でもその検査をしない理由がわからない。

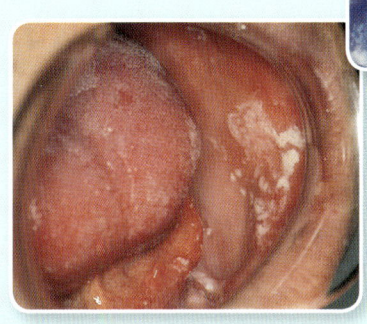

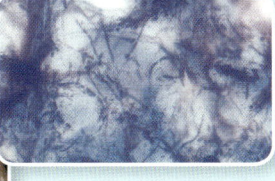

tweet
131

動かない訳がない？

インプラントは歯根膜が動かない、は正しくない。インプラントの周りには骨があり、骨も生きているのだから。

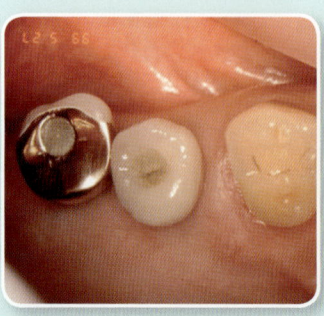

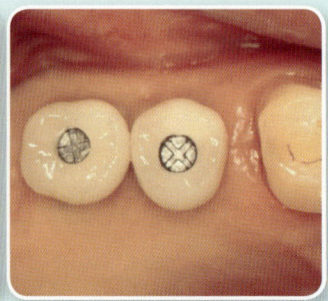

論文審査の舞台裏

外国人留学生は不安だらけである。しかし、主査も副査も同じである。母国語の使えない会議なのだから。

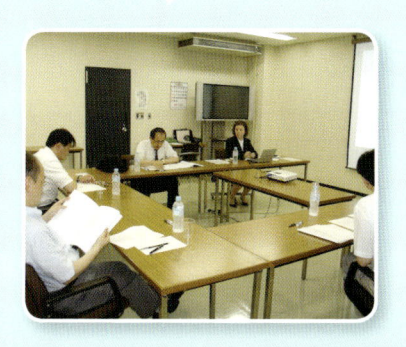

tweet 133

どうして？

黒いだけでどうしてむし歯なのだろうか。エナメル質は必ず再石灰化するから黒い場所を削らずに、原因の細菌を殺せば大丈夫なはず。

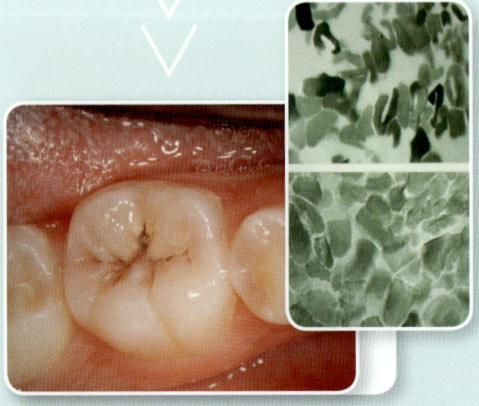

133 タカシのツイッター

井戸端会議

細胞と細胞の間にある通路をギャップ結合という。生物学的には、イオンやセカンドメッセンジャーが通過すると教えているが、もしかしたら細胞も世間話をしているのかもしれない。

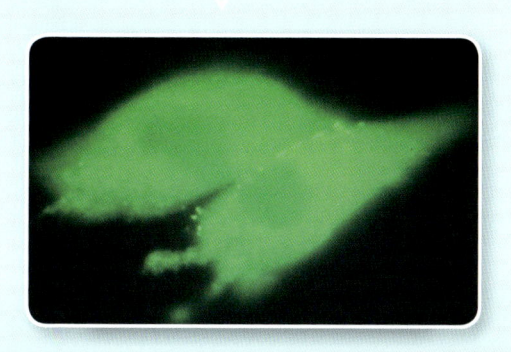

細菌でもいい?

ぴったり根充、加圧根充した根を輪切りにして病理標本を作ってみると、シーラーは細菌だった。

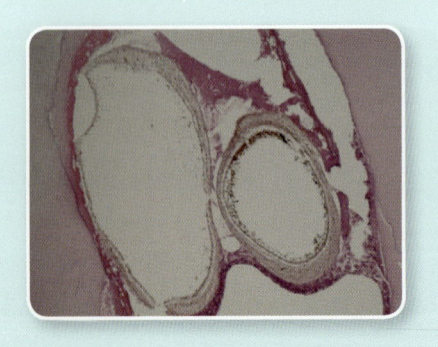

カッコイイ

入れ歯にゴールドクラウンはカッコイイ。若いころ、患者にゴールドクラウンを入れたところ、咬合が高かったので、削合しようとしたら、「俺の金を削るな……」と言われ、患者はそのまま帰って行った。患者は、医療を受けたのではなく、金を買ったという受け止めなのだ（涙）。

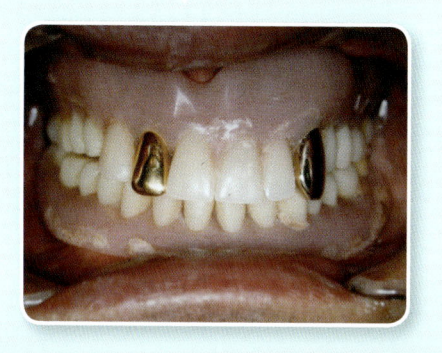

カイメンキンカン

削らない歯はむし歯にならない。削った歯はむし歯になる。どっちも見てくれは変わらないなら、削らないほうがいいかもしれない。

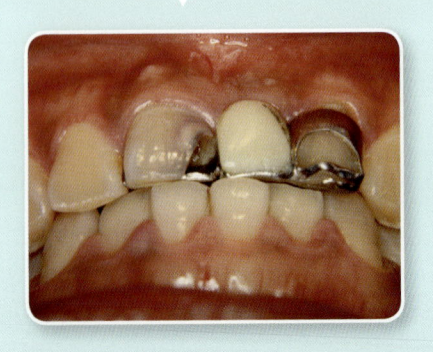

137 タカシのツイッター

鍾乳洞

鍾乳洞は石灰岩が地下水などにより長い時間をかけて溶食された空洞である。歯周病もインプラント周囲炎も鍾乳洞のように見える。出来上がるまでの時間は短いが……。

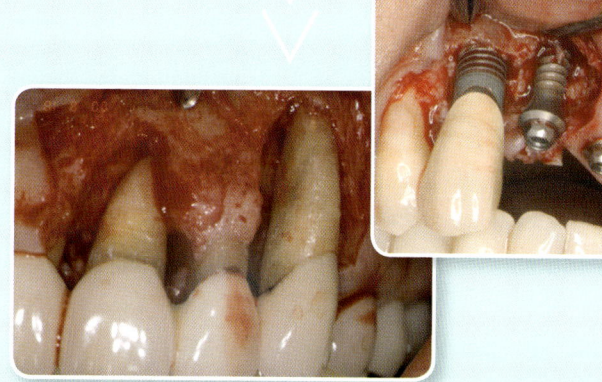

仲間

ビール80本、ワイン・日本酒16本。我が家でのパーティは、大体こんなもんである。飲んだ量より排尿される量の方が多いとか。その結果、トイレは壊れ、家は汚れ、近所からは苦情が……。それが講座の絆？である。

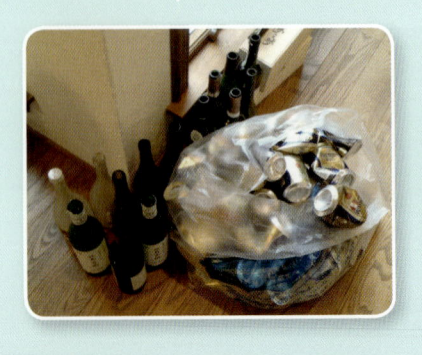

何でもする

Anything will be carried out if anyone has a thing needed.

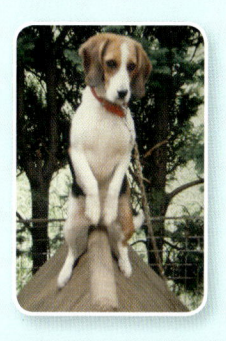

TAKASHI on TWITTER

筆者略歴　井上　孝（いのうえ　たかし）

1953年	東京都生まれ
1978年	東京歯科大学卒業
1982年	東京歯科大学講師（第二病理学講座）
1983年	歯学博士
1983年〜1985年	カナダ・トロント大学留学
1991年	東京歯科大学助教授（病理学講座）
1998年	東京歯科大学千葉病院臨床検査部長（2011年5月まで）
2001年	東京歯科大学教授（現、臨床検査病理学講座）
2004年	東京歯科大学千葉病院副病院長（2010年5月まで）
2009年	東京歯科大学口腔科学研究センター所長
2010年	東京歯科大学大学院研究科長
2013年	東京歯科大学千葉病院病院長
	東京歯科大学歯科衛生士専門学校校長
現在	日本口腔検査学会理事長
	死体解剖資格認定第4332号（厚生労働省）
	口腔病理専門医・指導医第29号（日本病理学会）
	インプラント基礎系指導医第5号（日本口腔インプラント学会）

「140字の歯科臨床」　**タカシのツイッター**

発行日	2014年1月1日　第1版第1刷
著者	井上　孝
発行人	湯山幸寿
発行所	株式会社デンタルダイヤモンド社
	〒101-0054 東京都千代田区神田錦町1-14-13 錦町デンタルビル
	電話＝03-3219-2571 (代)
	http://www.dental-diamond.co.jp/
	振替口座＝00160-3-10768
印刷所	共立印刷株式会社

ⓒ Takashi INOUE, 2014

落丁、乱丁本はお取り替えいたします

- 本書の複製権・翻訳権・上映権・譲渡権・公衆送信権（送信可能化権を含む）は㈱デンタルダイヤモンド社が保有します。
- JCOPY 〈㈳出版者著作権管理機構　委託出版物〉

本書の無断複写は著作権法上での例外を除き禁じられています。複写される場合は、そのつど事前に、㈳出版者著作権管理機構（電話：03-3513-6969、FAX．03-3513-6979、e-mail：info@jcopy.or.jp）の許諾を得てください。